Michel Coulibaly

Analyse de la prescription et de la dispensation en milieu officinal

Michel Coulibaly

Analyse de la prescription et de la dispensation en milieu officinal

Cas de 2000 ordonnances

Presses Académiques Francophones

Impressum / Mentions légales
Bibliografische Information der Deutschen Nationalbibliothek: Die Deutsche Nationalbibliothek verzeichnet diese Publikation in der Deutschen Nationalbibliografie; detaillierte bibliografische Daten sind im Internet über http://dnb.d-nb.de abrufbar.
Alle in diesem Buch genannten Marken und Produktnamen unterliegen warenzeichen-, marken- oder patentrechtlichem Schutz bzw. sind Warenzeichen oder eingetragene Warenzeichen der jeweiligen Inhaber. Die Wiedergabe von Marken, Produktnamen, Gebrauchsnamen, Handelsnamen, Warenbezeichnungen u.s.w. in diesem Werk berechtigt auch ohne besondere Kennzeichnung nicht zu der Annahme, dass solche Namen im Sinne der Warenzeichen- und Markenschutzgesetzgebung als frei zu betrachten wären und daher von jedermann benutzt werden dürften.

Information bibliographique publiée par la Deutsche Nationalbibliothek: La Deutsche Nationalbibliothek inscrit cette publication à la Deutsche Nationalbibliografie; des données bibliographiques détaillées sont disponibles sur internet à l'adresse http://dnb.d-nb.de.
Toutes marques et noms de produits mentionnés dans ce livre demeurent sous la protection des marques, des marques déposées et des brevets, et sont des marques ou des marques déposées de leurs détenteurs respectifs. L'utilisation des marques, noms de produits, noms communs, noms commerciaux, descriptions de produits, etc, même sans qu'ils soient mentionnés de façon particulière dans ce livre ne signifie en aucune façon que ces noms peuvent être utilisés sans restriction à l'égard de la législation pour la protection des marques et des marques déposées et pourraient donc être utilisés par quiconque.

Coverbild / Photo de couverture: www.ingimage.com

Verlag / Editeur:
Presses Académiques Francophones
ist ein Imprint der / est une marque déposée de
OmniScriptum GmbH & Co. KG
Heinrich-Böcking-Str. 6-8, 66121 Saarbrücken, Deutschland / Allemagne
Email: info@presses-academiques.com

Herstellung: siehe letzte Seite /
Impression: voir la dernière page
ISBN: 978-3-8416-2663-9

Copyright / Droit d'auteur © 2013 OmniScriptum GmbH & Co. KG
Alle Rechte vorbehalten. / Tous droits réservés. Saarbrücken 2013

Ministère de l'Enseignement
Supérieur et de la Recherche
Scientifique.

REPUBLIQUE DU MALI
Un Peuple-Un But -Une Foi

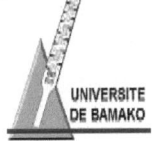

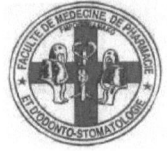

FACULTÉ DE MÉDECINE, DE PHARMACIE ET D'ODONTO - STOMATOLOGIE

Analyse des prescriptions et de la dispensation en milieu officinal dans les communes V et VI du District de BAMAKO.

ANNEE : 2009-2010   THESE N°..........

TITRE

Présentée et soutenue publiquement le 11/02/2011
devant la Faculté de Médecine de Pharmacie et d'Odonto-Stomatologie par
M. COULIBALY Michel
pour obtenir le Grade de Docteur en pharmacie
(Diplôme d'Etat)

JURY
PRESIDENT : Pr Hamar Alassane TRAORE

MEMBRE : Pr Saïbou MAIGA

CODIRECTEUR: Dr Cheick DAGNOKO

DIRECTEUR : Pr Ousmane DOUMBIA

MINISTERE DE L'ENSEIGNEMENT　　　　　REPUBLIQUE DU MALI
SUPERIEUR ET DE LA RECHERCHE　　　　UN PEUPLE - UN BUT -
UNE FOI SCIENTIFIQUE UNIVERSITE
DE BAMAKO FACULTE DE MEDECINE, DE
PHARMACIE ET D'ODONTOSTOMATOLOGIE
(FMPOS)

ANNEE : 2009-2010　　　　　　　　　　　THESE N°..........

TITRE

Analyse des prescriptions et de la dispensation en milieu officinal dans les communes V et VI du District de BAMAKO.

Présentée et soutenue publiquement le 11/02/2011
devant la Faculté de Médecine de Pharmacie et d'Odonto-Stomatologie par

M. COULIBALY Michel

pour obtenir le Grade de Docteur en pharmacie
(Diplôme d'Etat)

JURY

PRESIDENT : Pr Hamar Alassane TRAORE

MEMBRE : Pr. Saïbou MAIGA

CODIRECTEUR : Dr Cheick DAGNOKO

DIRECTEUR : Pr Ousmane DOUMBIA

Table des matières

DEDICACES 6

REMERCIEMENTS 7

HOMMAGES AUX MEMBRES DU JURY 8

LISTE DES ABREVIATIONS 10

Introduction 12

OBJECTIFS 14

    Objectif général : 14

    Objectifs spécifiques : 14

GENERALITES 15

    I.   Le médicament 15

        1-Définition 15

        2-Fonction du médicament 16

        3-Origine du médicament 16

        4-Dénomination des médicaments 18

        5-Médicament générique 21

    II.   L'ordonnance médicale. 22

        1.   Les règles de la rédaction de l'ordonnance 22

    III.   L'officine de pharmacie 23

        1.   Définition l'égale de l'officine de pharmacie au MALI 23

        2.   Devoirs généraux des pharmaciens 24

        3.   Ordre National des Pharmaciens du Mali : 24

    IV.   L'exercice officinal 25

        1.   Les composantes 25

        2.   L'organisation et la conduite de la dispensation : 25

    V.   Interaction médicamenteuse 27

        1.   Définition 27

        2.   Ordre Quantitatif 28

        3.   Ordre Qualitatif 28

    VI.   IATROGENIE 37

        1.   Définition : 37

        2.   Réflexion sur la pathologie induite par les médicaments 37

3.	Mécanisme de survenue	38
METHODOLOGIE		**41**
I.	Présentation des communes V et VI du district de Bamako	41
1.	Situation du personnel sociosanitaire par commune	41
2.	Situation des structures sociosanitaires.	42
II.	Type d'étude	43
III.	Période d'étude	43
IV.	Population d'étude	43
V.	Echantillonnage	44
1.	Taille de l'échantillon	44
2.	Technique d'échantillonnage	44
VI.	Technique de collecte	44
VII.	Variables récoltées	44
VIII.	Méthode de Traitement :	45
IX.	Considération éthique.	45
X.	Définition des concepts.	45
RESULTATS		**46**
I.	VERIFICATION DE LA RECEVABILITE DES ORDONNANCES	46
	Tableau 1 : fréquence sur les ordonnances des variables d'identification des patients.	46
	Tableau 2 : Analyse croisée des variables d'identification du patient avec le statut des prescripteurs.	47
	Tableau 3 : fréquence sur les ordonnances des variables d'identification des prescripteurs.	48
	Tableau 4 : Analyse croisée des variables d'identification des prescripteurs avec leurs statuts.	48
	Tableau 5 : répartition des ordonnances selon statut des prescripteurs	49
	Tableau 6 : répartition selon la recevabilité des ordonnances.	49
	Tableau 7: répartition des ordonnances selon la spécialité des prescripteurs.	50
II.	II- VERIFICATION TECHNIQUE DES ORDONNANCES	51
	Tableau 8: fréquences des variables de la vérification technique.	51
	Tableau 9: Analyse croisée des variables de la vérification technique avec le statut des prescripteurs	52
III.	ANALYSE PHARMACOLOGIQUE DES ORDONNANCES DE L'ETUDE.	53
1.	Statut des dispensateurs	53
2.	Données analytiques des ordonnances étudiées.	56
3.	Les classes pharmaco thérapeutiques.	62
COMMENTAIRES ET DISCUSSION		**64**
I.	Méthodologie.	64
1.	Choix du lieu d'étude.	64

	2.	Taille de l'échantillon.	64
	3.	Problèmes rencontrés.	64
II.		Conformité des ordonnances à la réglementation.	64
	1.	Variables relatives aux patients.	64
	2.	Variables liées aux prescripteurs.	65
III.		III-Vérification technique.	66
	1.	Variables de la vérification technique.	66
IV.		Analyse pharmacologique des ordonnances.	66
	1.	Statut des dispensateurs et présence d'un pharmacien dans l'officine.	66
V.		Eléments d'analyse pharmacologique.	68
	1.	Les doses prescrites.	68
	2.	Les contre indications rencontrées.	68
	3.	Recherche d'interaction médicamenteuse au VIDAL.	68
VI.		Fréquence de prescription des médicaments.	69
	1.	Fréquence de prescription par classe.	69
	2.	Fréquence de prescription des spécialités et des DCI.	70

RECOMMANDATIONS 73
REFERENCES 74
RESUME 80

DEDICACES

Au Seigneur le Tout Puissant « mon âme bénit l'Eternel ! Que tout en moi (bénisse) son Saint nom ! Mon âme, bénit l'eternel, et n'oublie aucun de ses bienfaits ! » Ps 103 :1-2

A mon père N'golo Joël COULIBALY merci pour tout, j'espère que ce travail sera pour toi une fierté. Que l'eternel te prête longue vie afin que nous puisons toujours bénéficier de tes conseils.

A ma mère Ruth SIDIBE, mère je ne sais quoi te dire, merci pour toutes ces années de bonheur passées à tes cotés, que DIEU te prête longue vie.

A ma cousine Feue Oumou DOUMBIA et mon tonton Feu André COULIBALY le Seigneur n'a pas voulu vous montrer ce jour qu'il en soit loué, physiquement loin de moi mais spirituellement toujours présents dans mon cœur, dans votre sommeil eternel, je dédis ce travail à votre mémoire.

A mon oncle bien aimé Elysée ? SIDIBE et son épouse Fatoumata GUINDO vous êtes pour moi un père et une mère. Recevez ici toute ma reconnaissance et ma profonde gratitude.

A mes oncles Samuel SIDIBE, Enock SIDIBE, Abel SIDIBE, merci pour tout le soutien.

A mes tantes maternelles, Tabita SIDIBE, Elisabeth SIDIBE, Dana DEMBELE, l'environnement que vous constituez est pour moi un très grand confort. Que DIEU vous bénisse.

A mes tantes paternelles, votre courage est pour moi un exemple.

A mes tontons, ce travail est aussi le résultat de l'éducation reçue.

A mes frères « sergent et lieutenant » merci pour le soutien moral.

A mes sœurs recevez ici toute mon affection.

REMERCIEMENTS

A Tante MACONON : une mère voila qui vous êtes pour moi. Merci pour votre aide, soutien moral.

Au Dr COULIBALY Boubou : vous êtes un exemple pour nous nouvelle génération, votre amour pour le travail bien fait et votre dévouement pour l'encadrement des stagiaires font de vous un homme recherché, et nous, nous sommes fiers d'être à vos cotés, recevez l'expression de ma profonde gratitude et toute ma reconnaissance.

Au Dr TOGALA Bassidy : grand frère j'ai sincèrement apprécié votre gentillesse, vos qualités humaines et vos conseils, votre aide a été capitale dans la réalisation de ce travail et j'espère que vous en serrez fier.

Au Dr Cheick DAGNOKO : Votre gentillesse et votre facilité font de vous un encadreur admirable. Vous êtes un exemple à suivre.

Au personnel de la « Cote » : tante Sali, Seydou, Bocar, Claudie « la peste » vieux COULIBALY, Dr COULIBALY, Dr TOGOLA : merci pour l'accueil chaleureux, que DIEU vous bénisse.

A mes frères en Christ du GBEMM : vous m'avez montré votre amour en christ dans la joie comme dans les difficultés. Que la grâce de l'eternel vous comble.

A mes amis de la cité, de la faculté : Bakary Kosa, Eléazar, Jérémie, etc.

A mes amis de SIKASSO

Au groupe A4 : Bamanan, Moro, jumelle, seule l'union fait la force.

Au jardin d'enfant sœur Alice, l'école privée catholique de Sikasso : merci pour mon éducation.

HOMMAGES AUX MEMBRES DU JURY

A notre maitre et PRESIDENT DU JURY :

Pr Hamar Alassane TRAORE
Pr de Thérapeutique à la FMPOS
Chef du service de médecine interne de l'hôpital du P G

Cher maître, vous nous faites un grand honneur en acceptant de présider ce jury de thèse malgré vos multiples occupations. Homme d'une remarquable compétence et d'une grande ouverture d'esprit.

Nous vous remercions très sincèrement d'avoir accepté de présider ce travail et vous prions de trouver ici l'expression de notre dévouement.

A notre maitre et juge :
Pr Saïbou MAIGA
Pr de Législation Pharmaceutique à la Faculté de Médecine, de Pharmacie et d'Odontostomatologie,
Pharmacien titulaire de l'Officine " Point G".

Votre présence dans ce jury de thèse nous honore. L'enthousiasme avec lequel vous avez accepté de juger notre travail démontre votre engouement, votre courage et votre disponibilité pour la recherche.

Nous admirons en vous la simplicité et le dévouement.

Veuillez accepter, cher maître nos sincères remerciements.

A notre MAITRE et CODIRECTEUR de thèse :
Docteur Cheick DAGNOKO
Pharmacien Titulaire de l'officine ''DIAN SIDIBE''.

L'occasion que vous m'avez offerte en acceptant de codiriger cette thèse fut pour moi un grand honneur et même une fierté. Tout au long de ce travail, nous avons été énormément impressionnés par votre compétence, votre disponibilité, et votre courage. Soyez en vivement remercier.

A notre Maître et Directeur de thèse :
Pr Ousmane DOUMBIA
Professeur de pharmacie chimique à la FMPOS
Directeur de la DPM (direction de la pharmacie et du médicament)

Cher Maître, vous avoir comme directeur de thèse est un honneur.

Vos qualités humaines et intellectuelles mais surtout votre sens élevé de la responsabilité et de la rigueur dans le travail nous ont énormément impressionné.

En espérant que cet humble travail saura combler vos attentes, veillé recevoir cher maître, l'expression de notre profonde gratitude.

LISTE DES ABREVIATIONS

ACTH : Adrenocorticotrophic Hormon.
AFSSAPS : Agence Française de Sécurité Sanitaire des Produits de Santé
AINS : Anti Inflammatoires Non Stéroïdiens.
AMM : Autorisation de Mise sur le Marché.
AMPC : Adénosine MonoPhosphate Cyclique.
AN : Assemblée Nationale.
BAN: British Approved Name.
CAS RN: Chemical Abstract Service Registred Number.
CHU : Centre Hospitalo-Universitaire
CI : Contre Indication.
CSCOM : Centre de Santé Communautaire.
CSMI : Centre de Sante Maternelle et Infantile.
CSRF : Centre de Santé de Référence
DCF: Dénomination Commune Française
DCI : Dénomination Commune Internationale.
EPO: Erythropoïétine.
FMPOS : Faculté de Médecine, de Pharmacie et d'Odontostomatologie.
IAM : Interaction Médicamenteuse.
IMAO : Inhibiteur de la Mono Amine Oxydase.
IUPAC: International Union of Pure and Applied Chemistry.
MDR1 : Multi Drug Resistance.
OMS : Organisation Mondiale de la Santé.
PA : Principe Actif.
pH : Potentiel hydrogène.
pKe : constante d'équilibre.
PPSB : Prothrombine, Proconvertine, facteurs Statut et Antihémophilique B.

PRM : Présidence de la République du Mali.
USAN: United States Adopted Name.
VRS : Virus Respiratoire Syncitial.

Introduction

Le développement d'un système de santé efficace adapté aux réalités de notre société est un objectif non seulement des autorités sanitaires mais aussi des praticiens de la santé (médecin, pharmacien, infirmier etc.). Le médecin constitue un maillon essentiel dans l'élaboration d'un système de santé efficace. Après diagnostic le médecin prescrit les médicaments en rédigeant une ordonnance, acte capital attendu par le malade. Ce document, propriété du malade est délicat lorsqu'il s'agit de principes actifs appartenant aux substances dites vénéneuses.

Le rôle du pharmacien est de valider l'ordonnance du médecin, de stocker les médicaments dans de bonnes conditions de conservation et à les délivrer aux patients. Lors de la délivrance d'un médicament prescrit par un médecin, le pharmacien est tenu de vérifier la recevabilité de l'ordonnance, d'analyser son contenu (dose, voie d'administration, durée de traitement). En outre il recherche les contre indications et les interactions éventuelles, car le médicament utilisé de façon non approprié peut avoir des conséquences très fâcheuses pour le consommateur.

Il apparait que l'ordonnance est un lien de communication entre le prescripteur, le pharmacien et le patient, d'où les exigences réglementaires et scientifiques en la matière. Une ordonnance conforme doit comporter outre le nom du ou des médicaments, le nom du prescripteur, son adresse, sa signature, le maximum d'informations sur le patient et doit être lisible aussi bien par le pharmacien que par le patient.

Dans la pratique officinale aujourd'hui les dispensateurs sont confrontés à des anomalies de prescriptions de toutes sortes car tous les professionnels de santé se permettent de prescrire des ordonnances. A ce jour notre pays ne dispose pas d'une liste de prescripteurs agrées conforme à la réglementation.

Selon une étude faite par Banou [1] en 2004 sur l'automédication de la femme enceinte, 23% des ordonnances sont rédigées par des médecins et 77% par des paramédicaux.

Une étude sur la problématique des prescriptions médicamenteuses chez la femme enceinte dans les CSMI (centre de santé maternelle et infantile) de la province du KADIOGO (BURKINA FASO) [2] a démontré que 24,6% des ordonnances comportaient des médicaments contre indiqués pendant la grossesse, et 63% des ordonnances étaient qualifiées mauvaises, c'est-à-dire qu'elles ne comportaient que le nom du médicament et la posologie.

Une autre étude menée par KONATE en 2006 [8] à propos de la présence sur les ordonnances des mentions nécessaires à une bonne dispensation à Bamako, 37,3% ; 30,7% et 17,5% des ordonnances ne comportaient pas respectivement le dosage, l'adresse du prescripteur et la forme galénique.

La présence d'un dispensateur qualifié est nécessaire et permet de déceler les interactions médicamenteuses. Sur 1800 ordonnances analysées, KONATE [8] 31 d'entre elles présentaient des anomalies et 77,4% de ces anomalies étaient des interactions dont 41,6% sont de types déconseillés.

Notre hypothèse de travail est la suivante : les ordonnances prescrites sur la rive droite de BAMAKO contiendraient des anomalies et leurs dispensations ne seraient pas de qualité.

Les questions qui sous-tendent cette étude sont les suivantes :

Aujourd'hui à Bamako les ordonnances prescrites sont-elles conformes à la réglementation?

Qu'en est-il des interactions médicamenteuses sur ces ordonnances?

Les ordonnances sont-elles lisibles pour les dispensateurs ?

Quelle est la qualité de la dispensation et la qualification du dispensateur ?

C'est dans l'optique d'apporter des éléments de réponses à ces questions que la présente étude est menée.

OBJECTIFS

Objectif général :
Etude des prescriptions médicamenteuses reçues dans les officines privées des communes V et VI de Bamako

Objectifs spécifiques :
- Vérifier la conformité des ordonnances à la réglementation.
- Identifier les dispensateurs.
- Analyser les prescriptions médicamenteuses sur le plan pharmaco thérapeutique.
- Déterminer les fréquences de prescription des différentes familles thérapeutiques.
- Proposer des mesures d'amélioration de la prescription et de la dispensation des médicaments.

GENERALITES

I. Le médicament

1-Définition

La notion de médicament fait apparaître trois concepts.

1-1-Un concept scientifique et technique :
Un médicament est composé de trois parties : le principe actif qui est la molécule de base, les excipients qui permet la stabilité et la conservation du médicament et le conditionnement qui permet l'identification et le transport.

1-2-Un concept juridique :

Qui implique une définition légale du médicament variant selon les pays et les systèmes politiques. Au Mali on entend par médicament « toute drogue ou substance ou préparation, ou composition présentée comme ayant des propriétés préventives ou curatives, à l'égard des maladies humaines ou animales ainsi que tout produit pouvant être administré à l'homme ou à l'animal en vue d'établir un diagnostic médical ou de restaurer, corriger ou modifier une fonction organique »   (Décret n° 91-106/PRM, chapitre 6 section 1 article 34)[3].

1-3-Un concept dénominatif : Chaque médicament possède essentiellement trois noms :

- Un nom chimique qui est la traduction littérale de la formule développée et est élaboré à l'aide de règles de nomenclature strictes édictées par l'IUPAC (International Union of Pure and Applied Chemistry).

- Une dénomination commune internationale qui est attribuée par l'OMS, selon les directives générales permettant d'exclure toute influence commerciale pour le choix du nom, et permettant de regrouper selon les assonances voisines, des produits appartenant à la même classe pharmacologique.

- Un nom de « spécialité » ou « nom de marque » qui désigne un médicament préparé à l'avance et présenté sous un conditionnement spécial. [17]

2-Fonction du médicament
Un médicament peut exercer des fonctions fort diverses :
2-1-Fonction thérapeutique : c'est la plus habituelle ; elle peut être :
- Préventive :
  - Individuelle (vaccination, prévention individuelle du paludisme, chimioprophylaxies diverses) ;
  - Collective : (chimioprophylaxie collective de la méningite, de la tuberculose).

-Curative :
- Etiologique : le médicament s'attaque à la cause de la maladie
- Substitutive : il apporte l'élément manquant à l'organisme
- Symptomatique : il s'attaque seulement aux manifestations de la maladie, sans pouvoir en traiter la cause.

2-2-Fonction diagnostique : il peut s'agir d'opacifiants, de traceurs, d'agents pharmacodynamiques divers, utilisés pour réaliser des explorations fonctionnelles.

3-Origine du médicament
Les médicaments peuvent être obtenus de sources très diverses.

3-1-Origine Végétale
C'est la source la plus ancienne, mais qui reste d'actualité (on recherche toujours des «principes actifs» dans les recettes de «médecine traditionnelle» ou de façon systématique dans les extraits végétaux).

Il est classique de distinguer parmi les produits végétaux :
- ❖ **Les alcaloïdes** (littéralement, «comme les alcalins») ex : quinine, strychnine, émétine, morphine, papavérines, réserpines, etc.
- ❖ **Les gommes** ; ex : mucilages laxatifs, gommes pour suspension (arabique, adragante) ;

❖ **Les glycosides** (ils contiennent des sucres dans leur structures chimiques) ; ex : digitoxine, digoxine.

3-2-Origine animale
- Extrait du sang humain. Ex : fibrinogène, prothrombine, proconvertine, facteurs Statut et antihémophilique B (PPSB).
- Hormones polypeptidiques extractives. Ex : insulines, gonadotrophines.
- Enzymes. Ex : trypsine, chymotrypsine, Kinases (urokinase, streptokinase).
- Substances diverses obtenues par techniques de «génie génétique». Ex : interféron, interleukines, insulines, hormones de croissances, etc.
- Excipients pharmaceutiques. Ex : lanoline, axonge.
- Aliments et substituants nutritifs thérapeutiques.

3-3-Origine Synthétique
La plupart des médicaments actuellement commercialisés sont d'origine synthétique.

Ils sont obtenus par :

-Synthèse totale ou hémisynthèse ; ex : certaines pénicillines : dans ce cas, une chaîne latérale est greffée sur une structure de base fournie par un organisme vivant et cette adjonction confère à la molécule des propriétés nouvelles, comme une résistance aux pénicillinases ;

- Parfois il s'agit notamment pour les polypeptides, d'analogues synthétiques. Ex : tétracosactide= SYNACTHENE : fragment actif de 24 acides aminés de l'ACTH (Hormone Adrenocorticotrope).

La multiplicité de médicaments de propriétés très voisines dans une série chimique (les «me too») s'explique par la relation structure action, c'est à dire qu'à une structure chimique donnée correspond une «palette» ou un «spectre» d'actions identiques. Ex : phénothiazines neuroleptiques, amphétamines, acide clofibrique, etc. mais il faut savoir qu'une modification minime de la formule chimique peut parfois supprimer tout ou partie des effets, les atténuer ou les amplifier.

3-4-Origines Biogénétiques

Les méthodes de génie génétique sont les dernières venues parmi les méthodes d'obtention des médicaments : elles permettent de faire fabriquer par des cellules vivantes (procaryotes ou eucaryotes) des substances naturelles polypeptidiques présentant toutes les caractéristiques de leur modèle humain, puisque le code génétique a été établi, puis incorporé dans le génome des cellules sources ; celles-ci mises en culture se multiplient ensuite à l'infini en produisant la substances dont elles portent le code.

La production de masse de ces protéines parfaitement définies a permis d'obtenir de nouveaux médicaments : des hormones (hormones de croissance [GH], insulines dite humaine ou modifiées [«lispro» pour lysine-proline]), des facteurs de croissance hémathopoiétiques (érythropoiétine [EPO], G-CSF, GM-CSF, etc.) des cytokines (interleukine-2 [IL-2], les différents types d'interférons) des médicaments procoagulants (tel le facteur VIII ou facteur antihémophilique A), ou des facteurs thrombolytiques (telle l'altéplase ou rTPA). Citons aussi les anticorps monoclonaux humanisés qui sont utilisés comme des antagonistes de facteurs d'inflammation, de la relance immunitaire, de la protection contre le VRS (virus respiratoire syncitial) ou de la prolifération tumorale.

4-Dénomination des médicaments

Chaque médicament possède au moins trois noms.

4-1-Un nom chimique
Exemple :
- Phényléthylmalonylurée ;
- Dicarbamate de méthylpropylpropanediol.

Cette dénomination est élaborée à l'aide des règles de nomenclatures très strictes éditées par l'IUPAC (= International Union of Pure and Applied Chemistry) ; elle est la traduction littérale de la formule développée. Parfois elle se réfère à la nomenclature (encore plus rigide ...) des «Chemical Abstracts » qui répertorie tous les produits faisant l'objet d'une publication depuis 1965, avec un numéro d'ordre dit

«CAS RN» (Chemical Abstract Service Registred Number).Ce numéro d'ordre est précieux pour toute recherche bibliographique informatisée.

4-2-Une dénomination commune internationale «DCI»
Exemple (pour les noms chimiques cités en exemples plus haut)
- Phénobarbital ;
- Méprobamate.

Cette DCI est attribuée par l'OMS, c'est-à-dire un organisme international spécialisé des Nations Unies indépendant des firmes pharmaceutiques, selon des directives générales permettant d'exclure toute influence commerciale pour le choix du nom, et permettant de regrouper selon des assonances voisines, des produits appartenant à la même classe pharmacologique.

Ainsi les DCI sont généralement construites à partir d'un segment clé qui permet de repérer à simple lecture ou audition, l'activité principal du produit.

Exemple :

DCI des anticalciques de deuxième génération (1,4 dihydro-pyridines) : amlodipine, nicardipine, nimodipine, nitrendipine, isradipine, nisoldipine, felodipine, darodipine, niguldipine, nilvadipine, nacardipine, oxodipine........

DCI des inhibiteurs de l'enzyme de conversion : captopril, enalapril, lisinopril, perindopril, quinapril, ramipril, bénazepril ;

DCI des inhibiteurs de la HMG, CoA réductase : simvastatine, pravastatine, mévastatine.

Cependant en dépit des efforts et recommandation, en raison aussi des cas particulier, les DCI peuvent quelque fois fournir des indications imprécises ou trompeuses et il faut savoir rester méfiant.

4-3-Un nom de «spécialité» ou «nom de marque»
Exemple (toujours pour les deux mêmes produits) :

Phénobarbital ou GARDENAL® ; Méprobamate ou EQUANIL®.

(Le signe * ou le signe « ® » veut dire «registered= marque déposée», car ce nom est une propriété commerciale).

Dans ce domaine du nom de spécialité, l'imagination est reine et la création d'un nom de marque se réfère aux seuls impératifs commerciaux : il s'agit de faire prescrire le médicament, de préférence à son concurrent, à la fois en frappant de façon consciente ou inconsciente l'esprit du médecin par une représentation symbolique et flatteuse de son efficacité et de sa sécurité d'emploi, et en aidant la mémoire du prescripteur ; il s'agit de faire apparaître la spécialité comme le seul représentant d'un groupe thérapeutique, et ainsi de permettre une campagne publicitaire ciblée sur un «créneau de vente»- volontiers limité à quelque une seulement des propriétés du produit….

Réunir toutes ces qualités pour créer un nom original est une rude tâche de plus en plus difficile car les possibilités ne sont pas infinies pour dénommer un tranquillisant, un hypotenseur, un antitussif, etc.…parmi lesquelles les spécialités sont déjà très nombreuses et le recours à l'ordinateur «fabriquer» des noms est devenu nécessaire !

Pourtant une DCI peut, dans un même pays, recouvrir des noms de spécialités différentes, commercialisées parfois de façon apparemment concurrentielle par la même firme, ou des firmes ayant passé des accords de vente : l'une des raisons peut être de mettre en concurrence pour les stimuler réciproquement des réseaux commerciaux différents et de réaliser une stratégie «d'encerclement» d'un concurrent. Le médecin prescripteur doit avoir connaissance de ces procédés commerciaux parfaitement légaux pour porter son choix en connaissance de cause sur l'un ou l'autre produit sans croire naïvement que l'un est différent et bien supérieur à l'autre !

D'autres dénominations sont parfois utilisées :

Elles n'ont pas l'intérêt des trois précédentes ; ce sont :

- Soit des « dénominations communes nationales»:
  - Dénomination commune française =DCF
  - British Approved Name = BAN
  - United States Adopted Name = USAN

-Soit des numéros de code, attribuées par le centre de recherche d'une firme, avant commercialisation du produit ; souvent ce numéro persiste toujours après la dénomination officielle du médicament, surtout dans les services hospitaliers ou il a été essayé.

Exemple :
- RP 4560 = chlorpromazine = LARGACTIL, de RHONE-POULENC
- RU 486 = mifepristone = MIFEGYNE, de ROUSSEL- UCLAF
- MK 733 = simvastatine = ZOCOR, de MERCK, SCHARP et DOHME

5-Médicament générique
Dans le souci d'éviter des situations de «monopole» de fabrication et de vente d'un médicament et avec la volonté d'en maintenir le prix, par la concurrence, dans les limites compatible avec l'équilibre des systèmes d'assurance maladie, les gouvernements de nombreux pays ont encouragé la mise sur le marché de «médicaments génériques».

Leur fabrication intervient lorsque le brevet d'invention de la molécule active est tombé dans le domaine public, c'est-à-dire selon les conventions internationales en vigueur, dix- sept ans après le dépôt du brevet d'invention de la molécule active. Le coût de production et le prix de vente de la spécialité générique peuvent être abaissés puisque la firme productive n'a aucun frais de recherche et de développement.

L'article L.601.6 du code de la sante publique définit en France la spécialité générique d'une spécialité de référence comme « celle qui a la même composition, qualitative et quantitative en principe actif, la même forme pharmaceutique et dont la bioéquivalence avec la spécialité de référence est démontrée par des études de appropriées...»

Le statut de médicament générique est conféré par le Directeur de l'Agence Française de Sécurité Sanitaire des Produits de Santé (AFSSAPS), publié au journal officiel et inscrit au répertoire des spécialités génériques.

L'enthousiasme pour les bénéfices apparents procurés par les médicaments génériques doit être tempéré. Les risques qui peuvent provenir de la fabrication et la mise sur le marché de spécialité par les firmes n'ayant pas toujours une expérience pharmaceutique longuement établi ne sont pas évalués. La surveillance post-commercialisation (pharmacovigilance) se heurte à des difficultés diverses et n'est pas encore pleinement efficace pour les génériques.

Surtout l'innovation thérapeutique par la recherche peut être freinée. En effet le retour sur les investissements est moins assuré aux compagnies entretenant des laboratoires et des équipes de recherche, qui créent des médicaments de référence.

La dénomination des génériques est soit la DCI suivie du nom du laboratoire, soit un nom de « fantaisie » qui doit être alors suivi de « Gé ». [12]

II. L'ordonnance médicale.
1. Les règles de la rédaction de l'ordonnance.
1-1-Principes généraux.
Pour rédiger une ordonnance médicale, les principes généraux sont les suivants :
- Un examen médical consciencieux est le préalable obligatoire de toute ordonnance, y compris pour le renouvellement de prescription. On prescrit sur l'ordonnance des médicaments, mais aussi des précautions « hygiéno-diététiques », des examens biologiques ou radiologiques, des traitements physiques, et des cures thermales. Une ordonnance est individuelle et engage la responsabilité morale, professionnelle et juridique du prescripteur qui doit la signer. Le pharmacien est coresponsable lorsque qu'il dispense les produits avec les erreurs commises par le médecin.

1-2- Règles de prescription.
Forme : habituellement l'ordonnance est rédigée à en-tête imprimé si possible. Une simple feuille de papier peut occasionnellement servir de support pourvu qu'elle porte le nom, le prénom, et l'adresse du prescripteur.

Pour cet entête imprimé, le code de déontologie autorise le prénom, nom, adresse du médecin ; renseignement utile au patient (N° de tel, heures de consultation). Il est important d'ajouter le N° d'identification de l'ordre du médecin. L'ordonnance doit comporter les titres et fonction reconnus par l'ordre national des médecins et même les distinctions honorifiques.

Lorsque plusieurs médecins travaillent ensemble, il est accepté que mention soit faite de cette association à condition que le nom du prescripteur apparaisse de façon nette.
La prescription médicale doit être claire, précise, comprise, et lisible.
La dactylographie est possible si l'ordonnance est signée et datée de la main du prescripteur.
Toute imprécision, erreur, mauvaise rédaction ou une écriture illisible engage la responsabilité du médecin et celle du pharmacien lorsqu'il dispense les médicaments avec les erreurs.

Fond : Il est préférable d'effectuer les prescriptions médicamenteuses sur une ordonnance et les régimes hygiéno-diététiques sur une autre ordonnance différente.
Il faut bien numéroter les prescriptions et adopter une disposition pour que le malade n'y ajoute pas de médicament.
Chaque prescription précise le nom de la spécialité sans abréviation ou en DCI ou mieux en majuscule. Le nom du médicament doit être suivi de sa présentation (gélule, comprimé, pommade). Sur la même ligne, il faut indiquer la quantité ou marquer simplement QSP (quantité suffisante pour nombre de jours).
Chaque prescription doit comporter la dose journalière, le mode d'administration et la durée du Traitement.
En absence de ces précisions, le pharmacien est tenu de délivrer le plus petit model de conditionnement.
Lorsque le médecin désire une posologie particulière, il doit ajouter **je dis bien**. [7]

III. L'officine de pharmacie
1. Définition l'égale de l'officine de pharmacie au MALI
L'officine de pharmacie est définie comme étant un établissement tenu par un pharmacien et affecté à l'exécution des ordonnances magistrales, à la préparation et à la vente au détail des médicaments et tout autre produit relevant du monopole du pharmacien. L'officine est essentiellement un établissement qui vend en détail aux consommateurs. (Décret n° 91-106/PRM, chapitre 6 section 3 article 39)[3]
-Pharmacien d'officine :

Le pharmacien d'officine est le garant en matière de la dispensation et du bon usage des médicaments. Il a les responsabilités de vigilance vis à vis des médicaments (pharmacovigilance), de produits sanguins (hémovigilance) et dispositifs médicaux (matériovigilance). En raison de son contact avec un large public, le pharmacien d'officine est l'un des acteurs les mieux placés pour participer à des actions importantes de prévention et d'éducation sanitaire [14].

Il a donc sous sa responsabilité :
La mission de dispensation,
La mission d'acteur de santé publique,
La mission de gestionnaire d'entreprise.

2. Devoirs généraux des pharmaciens

Le respect de la vie et de la personne humaine constitue en toute circonstance le devoir primordial du pharmacien.

Il est du devoir de tout pharmacien de respecter et de défendre sa profession, il doit s'abstenir, même en dehors de sa profession, de tout acte de nature à déconsidérer celle-ci.

Il est interdit à tout pharmacien d'exercer en même temps que sa profession une autre activité incompatible avec la dignité et l'éthique professionnelle ou contraire à la réglementation en vigueur.

Les pharmaciens doivent se refuser à établir tout certificat ou attestation de complaisance. (Annexé à la loi n°86-36/AN-RM du 12 avril 1986 portant institution de l'Ordre National des Pharmaciens) [4]

3. Ordre National des Pharmaciens du Mali :

L'Ordre des Pharmaciens est un organisme professionnel doté de la personnalité civile agissant sous sa seule responsabilité.

Il a pour but de veiller :
- Aux principes de moralité, de probité et de dévouement indispensables à l'exercice de la profession sur toute l'étendue du territoire par l'intermédiaire des conseils centraux et des conseils régionaux,

- A la défense de l'honneur et de l'indépendance de la profession,
- Au respect par tous les membres des devoirs professionnels, des règles édictées par le code de déontologie pharmaceutique annexé à la Loi 86-36/AN-RM du 12 avril 1986, instituant l'ordre des pharmaciens.
- À l'accès à la profession de pharmacien [21].

IV. L'exercice officinal

1. Les composantes
- L'exercice est multiple : la dispensation du médicament, la récupération du médicament inutilisé ou périmé, la gestion et la préparation du médicament, l'information sur le médicament, la prévention et l'information sanitaire, l'hygiène etc....

2. L'organisation et la conduite de la dispensation :
La dispensation du médicament a deux objectifs principaux : l'optimisation et la sécurisation du traitement. Cette dispensation s'effectue dans tous les cas de prescription. L'acte pharmaceutique de dispensation se décompose en quatre opérations : analyse de la prescription, cession du médicament, information du patient et suivi du traitement.

2.1. Analyse de la prescription :
La prescription médicale exige du pharmacien une analyse dite pharmaceutique, qui permettra la cession ou non du médicament. Elle recherche la réponse à plusieurs questions : l'ordonnance est-elle valide ? Qui l'a rédigée ? A qui est-elle destinée ? Quel est son contenu ? Comment la délivrer ? Comment l'honorer ? Ces questions s'organisent en deux étapes principales : d'une part, l'analyse juridique et réglementaire et d'autre part l'analyse scientifique ou pharmacologique.

2.1.1. Analyse juridique et réglementaire : Elle met en évidence :
- L'authenticité de l'ordonnance qui est la recherche de majoration des quantités prescrites ou notation de médicaments supplémentaires ;
- La validité de l'ordonnance pour les substances vénéneuses des listes I et II où la présentation doit être faite dans un délai de moins de trois mois à partir de la date de prescription ;
- Les règles de formes dans lesquelles l'ordonnance doit comporter les mentions obligatoires et la durée de prescription de certains médicaments tels les stupéfiants et les médicaments listés en I et II ;
- La limitation du droit de prescrire où la capacité du prescripteur est totale pour les médecins et restreinte pour les chirurgiens - dentistes et sages-femmes etc.

2.1.2. Analyse pharmaceutique de la prescription : Elle comporte l'examen du contenu de la prescription et consiste en :
- L'estimation du but thérapeutique par l'identification de la nature et l'homogénéité de la prescription à se réduire à un symptôme.
- L'identification du médicament prescrit permettant de déceler d'éventuelles erreurs de prescription notamment la confusion de deux médicaments figurant sur l'ordonnance ;
- L'indication du médicament afin de détecter les médicaments « à risques » ;
- Le contrôle du dosage et de la posologie pour une meilleure adaptation au patient ;
- Le contrôle des contre-indications et précautions d'emploi ;
- La recherche des interactions médicamenteuses ;
- L'analyse d'une possible substitution d'une spécialité prescrite par un générique correspondant.

Ainsi, après l'analyse de l'ordonnance, le pharmacien peut soit honorer la prescription, soit refuser de l'exécuter, soit solliciter le médecin prescripteur pour rectifier sa prescription, la compléter ou la préciser.

2.2. Cession du médicament au patient :

Elle consiste à identifier les médicaments prescrits dans les rayons et y soustraire la quantité prescrite ou nécessaire pour le patient.

2.3. Information du patient :

Il s'agit de fournir au patient les renseignements utiles sur les médicaments prescrits notamment la posologie, la modalité de prise, le plan horaire de prise, les effets secondaires et les précautions d'emploi.

2.4. Suivi du traitement :

Le pharmacien doit se préoccuper du suivi du traitement par le patient et de ses effets secondaires. Ce rôle est initié dans l'information apportée .Il doit se poursuivre en cas de consultation spécifique ou lors du renouvellement des traitements spécifiques. Le pharmacien doit jouer un rôle important dans le suivi des effets indésirables. [10]

2.5. Substitution des médicaments génériques

Au Mali, un droit de substitution générique équimoléculaire est accordé au pharmacien depuis l'année 1995 (Décret n° 95-448 / P-RM)

Il a deux expressions :

- Le pharmacien peut substituer un médicament constituant une spécialité dite de référence ou « princeps » sous son nom de marque par un médicament générique de prix de vente plus bas ;
- le pharmacien peut délivrer un générique différent de celui prescrit par le médecin, voire délivrer la spécialité dès que le prix de vente est inférieur ou au plus égal à celui du médicament prescrit. [6]

V. Interaction médicamenteuse

1. Définition

On entend par interaction les modifications d'effets de l'administration simultanée de plusieurs substances. Les associations de principes actifs dans un même médicament ou résultant de l'emploi concomitant de plusieurs médicaments (les mêmes notions peuvent être étendues aux associations de médicaments avec des aliments, des xénobiotiques ou des substances physiologiques). [5]

Les ordonnances comportant la prescription de nombreux médicaments rendent ces interactions inévitables : il est impossible de les étudier toutes avant l'Autorisation de Mise sur le Marché (AMM), et il est reconnu que la prise simultanée de plus de trois médicaments actifs rend imprévisible l'effet final.

La modification d'effet peut être de plusieurs ordres.

2. Ordre Quantitatif

2.1. Renforcement des effets
-synergie additive : effet de (A+ B) =effet de A + effet de B
-synergie renforçatrice : effet de (A+B)> effet de A + effet de B
-potentialisation : A ne provoque pas, à lui seul, l'effet observé, mais il multiplie l'intensité de l'effet B (effet dangereux, car son résultat est imprévisible) : effet de A =0, effet de (A+B) >effet de B

Le terme est aussi utilisé par de nombreux auteurs pour des effets (bénéfiques ou délétères) où $E_{A+B} \gg E_A + E_B$. Au plan thérapeutique des effets de potentialisation sont souvent recherchés en anesthésiologie ou pour traiter des hypertensions artérielles rebelles.

2.2. Antagonisme des effets
-lorsqu'il est partiel, c'est-a-dire portant sur une partie seulement de l'action, il peut permettre une correction d'effet indésirable et être logique ;
-lorsqu'il est total, il est généralement absurde.

3. Ordre Qualitatif

C'est l'apparition d'un effet sans rapport avec l'effet attendu, cas le plus souvent fâcheux. On classe les interactions médicamenteuses en fonction de leur mécanisme d'action, et on distingue :
-les interactions «galéniques» survenant avant ou lors de l'administration du médicament ;
-les interactions «pharmacocinétiques» ;

-les interactions «pharmacodynamiques».

3.1. Interactions galéniques

(Incompatibilités physico-chimiques) Le risque de survenue d'accidents par incompatibilité physico-chimique entre les composants d'un médicament lors de sa fabrication et de son conditionnement est, à l'heure actuelle, prévenu par tant de contrôle minutieux qu'il apparait presque nul, du moins pour les spécialités pharmaceutiques fabriquées et distribuées normalement. Ce risque existe néanmoins pour les prescriptions «officinales» si elles sont faites sur des bases scientifiques hasardeuses, à partir de spécialités «déconditionnées» : la pratique du déconditionnement des spécialités est, pour cette raison formellement interdite. Il reste la possibilité d'incompatibilité physico-chimique au moment de l'administration et le médecin en est alors le seul responsable :

-Soit parce que plusieurs médicaments ont été mélangés dans la même seringue ou le même liquide de perfusion : cette pratique, que rien ne justifie le plus souvent, doit être évitée ;

-Soit parce qu'un médicament est administré dans la tubulure de perfusion d'un autre médicament. Cela peut être le cas d'un «branchement en Y» fréquemment utilisé chez les enfants, pour éviter les ponctions veineuses réitérées. Un exemple malheureux est celui de la ceftriaxone = rocephine : des précipitations ont été observées avec des solutions contenant le calcium. La ceftriaxone ne doit pas être mélangée à des solutions contenant le calcium. Lorsque les solutions de calcium sont administrées, il est recommandé de perfuser la ceftriaxone sur une voie séparée, particulièrement lorsque les concentrations de calcium élevées sont utilisé pour le traitement de l'hypocalcémie.)

-Soit parce que le médicament comporte un solvant organique susceptible de dissoudre le matériel plastique utilisé pour l'injection.

3.2. Interactions de nature pharmacocinétique.

Elles peuvent intervenir aux différentes étapes de l'absorption, du transport du métabolisme et de l'élimination du médicament dans l'organisme ; leur

retentissement réel sur l'efficacité et la sécurité du traitement est variable suivant les circonstances,
la nature du traitement et des facteurs individuels : interaction pharmacocinétique ne signifie pas toujours effet dangereux.

3-2-1- Etape d'absorption et de résorption.

Un médicament ralentit ou diminue la résorption d'un autre (l'efficacité du traitement se trouve donc réduite) par le mécanisme suivant :

Absorption du médicament actif par un autre : produit inerte, présent en même temps que le médicament actif dans la lumière du tube digestif et rejeté dans les fèces ; les absorbants les plus courants sont :

-Le charbon actif ;

-Les ‹‹pansements gastriques›› : sels de calcium, de magnésium, d'aluminium, préparation de pectine-kaolin, gels d'alumine

-Résines échangeuses d'ions : colestyramine = questran ;

Huile de paraffine : elle entraine tous les produits liposolubles (y compris les vitamines liposolubles de l'alimentation, telles les vitamines A, E et K)

Ce type d'interaction est particulièrement fréquent souvent ignoré du médecin parce que concernant des produits d'automédication, volontiers trompeur parce que les prises peuvent être épisodiques.

Formation de ‹‹chélats›› insolubles : c'est le cas des tétracyclines qui forment avec les sels de calcium ou de fer des complexes insolubles non résorbés.

Retard d'évacuation gastrique accroissant la dégradation gastrique d'un autre médicament (cas des morphiniques, des anticholinergiques…)

Accélération excessive du transit intestinal (laxatifs) réduisant la résorption, particulièrement des médicaments à délitement entérique ralenti.

Compétition pour la résorption entre deux substances requérant les mêmes mécanismes actifs. Ex : lévodopa et phénylalanine, chlorpromazine et lévodopa .

Destruction de la flore intestinale et perturbation du cycle entéro-hépatique : c'est le cas des contraceptifs oraux stéroïdien dont l'efficacité peut être réduite lors d'un traitement prolongé par un antibiotique à large spectre

.Un médicament favorise la résorption d'un autre (d'où l'action plus forte que prévue)

Les mécanismes peuvent être :

Vidange gastrique accélérée. Ex : le métoclopramide=PRIMPERAN amplifie les effets du diazépam, du propranolol, du lithium.

Ralentissement du péristaltisme intestinal : il provoque une résorption plus importante d'un produit qui devrait être peu ou pas résorbé : situation évoquée pour expliquer la toxicité du bismuth.

Rôle du pH du milieu et du pka du principe actif

Seules les molécules sous forme non ionisées passent les barrières des membranes cellulaires. Ainsi dans la lumière gastrique (pH=1) les acides faibles (pka<<7) sont résorbés et dans l'intestin grêle (pH légèrement alcalin) ce sont les substances du pka élevé qui ont la résorption est facilitée.

3.2.2. Etape de distribution

Ce type d'interaction repose sur le mécanisme de l'augmentation simultanée de forme libre par compétition entre deux médicaments présentant tous deux une forte affinité de fixation pour les mêmes sites d'une protéine plasmatique : cette augmentation de forme libre passe brutalement dans le compartiment tissulaire s'accompagner d'une forte augmentation de l'action. Cette redistribution brutale va s'accompagne d'une diminution sensible de la demi-vie (T ½) apparente des principes actifs des médicaments concernés. Après un certain délai, nécessaire à l'obtention d'un nouvel équilibre, on observe une diminution apparente des principes actifs dans le compartiment central (généralement le sang). Il est à noter qu'à tout instant la fraction libre du 1er médicament est restée constante.

Cette redistribution des principes actifs sur des protéines de transport aboutira à un nouvel équilibre ou la concentration plasmatique totale est la plus basse avec un T1/2 plus court.

Notons que les dosages sanguins de médicament sont généralement des dosages sériques ou plasmatiques, les résultats rendus correspondent aux concentrations sériques totales. Ceci peut être la source de surprise dans le cas de polythérapie où l'on associe des médicaments fortement liées aux protéines plasmatiques. Cette situation est fréquente lors d'association d'antiépileptiques.

Les interactions lors de cette étape ont probablement les conséquences les plus graves, et sont pourtant les moins bien connues.

3.2.3. Etape de métabolisation
Stimulation du catabolisme d'un médicament par un autre

C'est le phénomène ‹‹d'induction enzymatique ›› au cours duquel le métabolisme oxydatif du système microsomal hépatique (utilisant le cytochrome P450) se trouve augmenté.

Médicaments inducteurs enzymatiques. Parmi les inducteurs enzymatiques, on range :

-des antiépileptiques : phénobarbital, carbamazépine, phénytoine, primidone...... ;

-des tranquillisants : glutéthimide ;

-des anti-infectieux : rifampicine, griséofulvine ;

-des xénobiotiques de l'environnement : éthanol, nicotine, insecticides organo-chlorés......

Conséquences de l'induction enzymatique : suivants les cas ce peut être :

-Une réduction de l'efficacité (ou un abaissement du taux sanguin) d'un des médicaments par l'autre ; mais l'effet peut parfois être réciproque !

Exemples :

.du valproate=DEPAKINE®, par le phénobarbital ;

.de la théophylline, par le tabac ;

.d'un glucocorticoïde, par la rifampicine ;

.d'un contraceptif oral stéroïdien (minidosé), par la rifampicine ou le phénobarbital ;

.d'un anticoagulant oral par le phénobarbital ;

.d'un bêta-bloqueur, par tout inducteur enzymatique ;

-**l'apparition d'un effet toxique** : par augmentation de la production d'un métabolite oxydé toxique :

Exemples :

.hépatite cytolique, lors de l'association isoniazide et rifampicine ;

.méthémoglobimémie, puis hémolyse, lors d'une association phénacétiné et phénobarbital.

-l'alcoolo-tabagisme, est un mécanisme puissant et diffus d'induction enzymatique. Celle-ci ne s'exerce pas seulement au niveau hépatique mais sur de très nombreux organes et en particulier le tissu pulmonaire. Si les poumons ont un contenu enzymatique globalement faible par rapport au foie (environ 1%), en revanchent ils reçoivent un débit sanguin tissulaire qui est égal au débit cardiaque ce qui peut contribuer à l'élimination ou à la métabolisation rapide de certains médicaments.

-L'induction enzymatique n'est pas la seule voie utilisée par les êtres vivants pour détoxifier les tissus ; les cellules possèdent naturellement des transports de xénobiotiques qui fonctionnent de manière similaire aux canaux ioniques. Ces ‹‹transporteurs membranaires›› de médicament sont eux aussi inductibles et l'accroissement de leur expression peut être la source d'échec thérapeutique quand la cible du médicament est intracellulaire. Ceci est le cas pour plusieurs familles de médicaments, dont les cytostatiques, les médicaments immunomodulateurs, antirejets de greffe et les antiviraux. Ces transporteurs de xénobiotiques sont nombreux. Le plus connu d'entre eux est une glycoprotéine de170kDa (d'où son nom de ‹‹gp 170››). Cette protéine est aussi appelée MDR1 (‹‹multi drug resistance››) car elle est la cause d'échec de certaines chimiothérapies au cours desquelles MDR1 est surexprimée dans les cellules tumorales. Le blocage sélectif de ces transports de xénobiotiques est l'objet de nombreux travaux visant à retarder l'échappement aux chimiothérapies et traitements antiviraux.

Inhibition du catabolisme d'un médicament par un autre

Ce type d'interaction a le plus souvent des conséquences fâcheuses, par la succession des phénomènes suivants :

-élévation du taux sanguin de celui dont la degradation est freinée,

-exagération de ses effets pharmacologiques,

-**apparition d'effet toxiques** – avec des doses pourtant ‹‹normales››

Médicament inhibiteurs enzymatiques. De nombreux médicament ont des effets inhibiteurs reconnus :

-**des antibiotiques divers :**

.certains macrolides : érythromycine, josamycine ;

.le chloramphénicol, l'isoniazide ;

-**des inhibiteurs de la sécrétion gastrique :**

.des anti sécrétion gastrique de type ‹‹anti-H2›› : cimétidine=TAGAMET® ; .des ‹‹inhibiteurs de la pompe à protons›› :oméprazole = MOPRAL® ;

- **Des antifongiques systémiques :** kétoconazole = NIZORAL®, le luconazole = TRIFUCAN ®; l'itraconazole = SPORANOX® ; le miconazole = DAKTARIN® ;

- **Un anti-infectieux imidazole :** le métronidazole=FLAGYL® ;

- **Un myorelaxant :** .l'idrocilamide=SRILANE® ;

-**Des médicaments divers :** le disulfiram, l'éthanol (à forte dose) la sulfinpyrazone ;la phénylbutazone =BUTAZOLIDINE® le dextropropoxyphène =ANTALVIC® les IMAO le DEPAKINE® (valproate ou acide dipropyl-acétique).

La phase I du métabolisme des médicaments dépend surtout des cytochromes p450(CYP). Les différentes iso enzymes peuvent être induites ou au contraire inhibées par certains médicaments. En cas d'induction on peut explorer l'importance de celle-ci en administrant un autre type de médicaments ou xénobiotiques dont la cinétique permettra d'apprécier l'aspect quantitatif de l'induction médicamenteuse.

Remarque :

-l'inhibition enzymatique est un phénomène plus dangereux car plus brutal que l'induction. Un exemple classique : les torsades de pointes (danger de mort subite) induite par l'association terfénadine (antihistaminique H1, retiré du commerce) métabolisée par CYP3A4 et le kétoconazole puissant inhibiteur de cette enzyme.

3.2.4. Etape d'excrétion
A cette étape les interactions peuvent porter soit sur l'excrétion hépatique, soit sur l'excrétion rénale.

3.2.4.1. Excrétion hépatique.
- Diminution de l'excrétion hépatique :

-les ralentisseurs du débit sanguin : dans la circulation porto-cave : bêta-bloqueur ; anti-sécrétoires gastriques : cimétidine=TAGAMET® ; ranitidine=RANIPLEX® ; oméprazole=MOPRAL®, ZOLTUM® ; lansoprazole=LANZOR®, OGAST® ; diminuent l'excrétion hépatique.

-les médicaments entrant en compétition avec les phénomènes actifs d'excrétion biliaire : le probénécide ralenti l'excrétion biliaire de la rifampicine et de l'isoniazide.

- Augmentation de l'excrétion hépatique : les accélérateurs du débit sanguin hépatique, comme le glucagon, l'isoprénaline augmentent l'excrétion hépatique.

3.2.4.2. Excrétion et secrétions rénales
Diminution globale de celle-ci par les AINS qui inhibent la synthèse des prostaglandines indispensables à la filtration glomérulaire.

Compétition entre substances éliminées par un processus de transport actif à la portion initiale du tube rénal, d'où ralentissement mutuel de l'excrétion.

Exemple :

-les sulfamides, les pénicillines ;

-les diurétiques thiazidiques ; l'acétazolamide=DIAMOX® ;

-le probénécide : il inhibe la réabsorption tubulaire des médicaments. Il est d'ailleurs d'usage interdit chez les sportifs car c'est un puissant‹‹ agent masquant›› ;

-le méthotrexate ; le dicoumarol

-les salicylés ; la phénylbutazone ; la sulfinpyrazone.

3.3. Interactions de nature pharmacodynamique

Ces interactions sont les plus fréquentes ; mais elles mettent simplement en jeu les propriétés les plus usuelles des médicaments et à ce titre, elles n'ont aucun caractère imprévisible : des connaissances suffisantes en pharmacologie devraient suffire à les éviter. On peut distinguer parmi les interactions de nature pharmacodynamique, celles qui sont dues :

3.3.1. A une modification de l'équilibre ionique :

-les médicaments qui entrainent une fuite exagérée de potassium (diurétiques thiazidiques, glucocorticoïdes, laxatifs) peuvent par intermédiaire de l'hypokaliémie, renforcer la toxicité des digitaliques, prolonger la paralysie provoquée par les curares de synthèse ;

-les médicaments qui provoquent une déplétion sodée peuvent par intermédiaire d'hyponatrémie, entrainer des accidents mortels en association avec les sels de lithium.

3.3.2. A des actions simultanées sur une même fonction physiologique ou les mêmes récepteurs :

-on observe des effets de synergie additive ou renforçatrice, les effets de potentialisation ou d'antagonisme ;

-lorsque ces actions s'exercent sur un même récepteur, on dit qu'elles sont ‹‹homotopiques›› ; lorsque les récepteurs sont différents, qu'elles sont ‹‹hétérotopiques››.

3.3.3. Mécanismes de convergence des voies de transduction :

Du fait de systèmes de transduction convergents certains médicaments peuvent potentialiser une action. Nous prendrons l'exemple de deux médicaments couramment employé dans l'asthme : les β_2 mimétiques (salbutamol et apparentés) et la théophylline. Ces deux médicaments concourent à épargner l'AMPC qui entraine une relaxation bronchique. [7]

VI. IATROGENIE

1. Définition :

On appelle iatrogénie toute réaction nuisible se produisant fortuitement aux doses utilisées chez l'homme à des fins :

• prophylactiques

• diagnostiques

• ou thérapeutiques et donc utilisées à des posologies normales (≠ intoxication).

On les classe en fonction :

- de leur gravité : mineur, majeur
- de leur mécanisme : dose dépendant, pharmacologique, idiosyncrasique, rare, mal connu
- de leur sémiologie : rash cutané, hépatite...

Tout principe actif peut donner un accident dans des conditions normales d'utilisation.

Il n'y a pas de médicaments parfaitement inoffensifs. [16]

2. Réflexion sur la pathologie induite par les médicaments

Tout geste médical sans exception comporte des risques : la réalisation d'un examen, l'annonce de ses résultats justes, l'hospitalisation, les gestes thérapeutiques, y compris l'utilisation de médicaments etc.; C'est pourquoi toute décision médicale se prend après avoir pesé les bénéfices espérés et risques possibles (le rapport bénéfices/risques).

En effet, il existe des médicaments à marge thérapeutique étroite, qui auront un effet indésirable grave dans un pourcentage X des situations, même utilisés dans leurs meilleures indications, avec une surveillance aussi bien faite qu'on sait le faire. Tout médicament peut, indépendamment de ses activités pharmacologiques, induire très occasionnellement une réaction d'hypersensibilité, dont certaines formes sont graves.

Une part des effets indésirables reste incompressible, même si une bonne surveillance peut permettre d'en limiter la durée et/ou la gravité.

Mais une autre part de l'iatrogénèse observée est **évitable** et résulte d'oublis ou d'erreurs. L'erreur est inhérente à toute activité humaine, y compris médicale ou para médicale et il est illusoire de dire que le médecin ne peut et ne doit pas en faire.

Il est plus efficace de se dire qu'on doit prendre en compte cette possibilité, et tout mettre en œuvre pour la minimiser ou en minimiser les conséquences.

C'est pourquoi il faut que les médecins connaissent bien leurs outils médicamenteux, leurs risques et les moyens de les éviter. Mais aussi les limites de la fiabilité : de ses correspondants, des examens qu'il demande, des résultats qu'il reçoit, de ce que lui dit la personne qui le consulte, quand il lui demande dans quelle mesure elle peut prendre les médicaments prescrits, et faire pratiquer les examens demandé ; etc. Enfin, le médecin devrait être reconnaissant au pharmacien de contrôler ses prescriptions.

3. Mécanisme de survenue

Les effets indésirables se produisent à travers trois, voire quatre mécanismes :

3-1-Effet Nocebo

Lors des essais cliniques, un groupe de comparaison peut recevoir, un médicament ne contenant pas de principe actif, habituellement identique dans sa présentation au médicament étudié, qu'on appelle le placebo. Si un effet indésirable est observé chez quelqu'un qui prend le placebo, il s'agira soit d'un événement intercurrent, tout à fait indépendant de la situation, soit d'un événement qui survient du fait de l'interaction entre le malade et le médecin, effet psychogène. Cette interaction entre le médecin et le malade a bien entendu lieu tout autant autour d'un comprimé qui contient un principe actif.

C'est pourquoi chaque fois qu'un effet (non désiré ou désiré) est observé après la prise de médicaments par un individu, on ne sait pas si on observe un effet lié à la molécule active ou un effet placebo / nocebo. C'est de là que découle de nécessité d'essais comparatifs, portant sur des nombres suffisants de sujets.

3-2-Toxique

Lié à la dose et/ou à la durée (et qui surviendrait chez tous les malades si on augmentait suffisamment la dose) favorisé par un éventuel surdosage, relatif le plus souvent, ou absolu.

Certains effets indésirables ne sont qu'une exagération de l'effet recherché. Ainsi, un médicament hypoglycémiant prescrit pour diminuer des hyperglycémies peut induire des hypoglycémies, avec leurs séquelles neurologiques parfois irréversibles, un médicament anticoagulant peut induire des hémorragies dans des organes variés (tube digestif, système nerveux central) etc.

D'autres sont indirectement liés à l'effet recherché du fait de la présence, au niveau d'organes multiples, de sites d'action semblables à celui qu'on vise, et se produisent du fait d'une sélectivité imparfaite des molécules existantes : ainsi, un bloqueur adrénergique alpha prescrit pour agir sur le sphincter de la vessie va, au moins occasionnellement, agir sur les vaisseaux et diminuer la tension artérielle ; un médicament prescrit pour obtenir un effet cholinomimétique central induira le plus souvent une hyper sialorrhée ; etc.

D'autres effets indésirables sont la manifestation d'un effet du médicament qui n'a rien à voir avec l'effet utile, recherché ; si cette autre propriété induit un effet gênant, le médicament ne sera mis sur le marché que si on a jugé que sa fréquence et sa gravité sont acceptables, compte tenu du bénéfice apporté.

Ce qui supposera souvent que l'apparition de ce risque ne se produit, chez la plupart des sujets, qu'à des doses plus élevées que les doses thérapeutiques habituelles, mais que, si on augmentait les doses indéfiniment, il apparaîtrait chez tous les sujets. Si les doses à risque sont très proche des doses thérapeutiques chez la plupart des sujets, on parlera alors de médicament à marge thérapeutique étroite.

3-3-Idiosyncrasie

C'est-à-dire qu'il ne survient que chez des sujets qui présentent une particularité, qui s'avère souvent génétique, mais, chez ces sujets particuliers, il s'agit en général d'effets doses-dépendants.

3-4-Immuno-allergique

Survenant après une sensibilisation de plusieurs jours, ou lors d'un nième contact, et témoignant d'une tentative de protection de l'organisme contre une substance qui lui est étrangère ou contre une structure de l'organisme sur laquelle s'est fixé le médicament.

Ces réactions immunitaires relèvent de mécanismes intimes variés, et on ne peut pas en prévoir l'existence par l'expérimentation animale, ni prévoir chez quels sujets (hormis ceux qui l'ont déjà présentées une fois) particuliers ils se développeront, certains sujets se sensibilisant, d'autres non.

Leurs manifestations sont souvent cutanéo-muqueuses (urticaire, angioedeme, éruptions variées) mais aussi bronchiques ou vasculaires (hypotension, choc), hépatiques, rénales, hématologiques (destruction des éléments du sang), ou générales (fièvre, maladie sérique, etc.). La seule prévention possible passe par l'interrogatoire sur le passé médicamenteux du patient.

3-5-La gravité d'un effet indésirable, selon le contexte

La *gravité* d'un effet indésirable peut-être extrêmement variable : sans aucune gravité, la rougeur cutanée, un léger ralentissement cardiaque, ou très grave, décollement cutané, aplasie médullaire, cécité ou surdité irréversibles, malformations, cancer ou même décès.

Elle dépend pour une bonne part aussi du sujet et de l'environnement ; ainsi, prolonger le séjour à l'hôpital de quelqu'un, c'est prendre un risque de surinfection pour quiconque, plus important pour un sujet immunodéprimé que pour un sujet ayant de bonnes défenses immunitaires.

Il existe des formes plus ou moins *sévères* de chaque effet indésirable ; exemple : une neutropénie peut-être mineure (entre 3000 1500 globules blancs neutrophiles) ou sévère (moins de 500 neutrophiles) et comportant alors un risque important de surinfection [9]

METHODOLOGIE

I. Présentation des communes V et VI du district de Bamako

Bamako est la capitale du Mali, elle est située sur les deux rives du fleuve Niger, dans le sud-ouest du pays. En 2009 selon la direction nationale de la statistique, la ville comptait 1 809 106 habitants. Bamako est le centre administratif du pays et est érigée en district par l'ordonnance du 12 juillet 1977. Bamako devient un district, collectivité décentralisée régie par un statut particulier. La loi du 11 février 1993 définit le district de Bamako comme une collectivité territoriale dotée de la personnalité morale et de l'autonomie financière et subdivisée en six communes.

La Commune V couvre une superficie de 41 km². Elle est limitée au nord par le fleuve Niger, au sud par la zone aéroportuaire et la commune de Kalabancoro, à l'est par la Commune VI et le fleuve Niger. Elle est composée de Badalabougou Sema I, Quartier Mali, Torokorobougou, Bacodjicoroni, Sabalibougou, Daoudabougou et Kalabancouro et compte 249 727 habitants [22].

La commune VI avec une superficie de 88,82 km² est la plus vaste du district de Bamako. Sa population est d'environ 600 000 habitants. Elle est divisée en dix quartiers : Banankabougou, Dianeguela, Faladié, Magnambougou, Missabougou, Niamakoro, Sénou, Sogoniko, Sokorodji et Yrimadio [22].

1. Situation du personnel sociosanitaire par commune

Corps	Commune V	Commune VI
Médecins	29	19
Assistants médicaux	24	18
Sages-femmes	56	54
Infirmiers D'Etat	17	11
Infirmiers du Premier cycle	23	21

Infirmières Obstétriciennes	30	17
Matrones	15	14

2. Situation des structures sociosanitaires.
2-1 Liste des structures médicales par commune [23]

Structures	Commune V	Commune VI
Secteur libéral		
Cabinets médicaux de consultation et de soins	10	4
Cliniques médicales	8	5
Cabinet de radiologie	1	0
Cabinet médicaux de consultation dentaire	2	0
Cabinet de consultation ophtalmologique	1	0
Cliniques chirurgicales	3	0
Polycliniques	2	0
Cabinets de consultation pour sage femme	4	0
Cabinets de soins infirmiers	9	0
Secteur public		
Centre de Sante de Référence (CSRF)	1	1
Centre de Sante Communautaire (CSCOM)	9	11

2-2 Liste des établissements pharmaceutiques par commune. [24]

Les centres de santés de références et communautaires disposent de point de vente de médicaments en DCI

Structures	Commune V	Commune VI
Officines de pharmacies	43	41
Etablissements d'importation et de vente en gros de produits pharmaceutiques	9	9

II. Type d'étude
Il s'agit d'une étude transversale qui s'était déroulée de mars 2009 à septembre 2009.

III-Lieu d'étude : L'étude se déroulait dans 20 officines de pharmacie de la rive droite du fleuve Niger (commune V et VI) du District de Bamako.

III. Période d'étude
L'étude se déroulait de mars 2009 à septembre2009.

IV. Population d'étude
L'étude portait sur les ordonnances présentées à la pharmacie en vue d'être exécutées. Nous définissions comme ordonnance toute prescription médicamenteuse comportant trois des mentions suivantes : nom, adresse, et la signature du prescripteur, le nom, prénom du patient, date de prescription.

-Critères d'inclusion : avait été incluse dans notre étude toute ordonnance reçue à la pharmacie pour exécution et qui comportait au moins trois des mentions ci-dessus citées et dont le porteur était consentant.

-Critères de non inclusion : n'étaient pas incluses dans notre étude :

- les ordonnances prescrites hors de Bamako.

-les patients ou préposés non consentant.

-les ordonnances ne répondant pas à nos critères de définition de l'ordonnance type de l'étude.

- les produits conseils

V. Echantillonnage

1. Taille de l'échantillon

Nous avions retenu vingt officines de la rive droite de Bamako. Les officines avaient été choisies par un sondage aléatoire.

2. Technique d'échantillonnage

Nous avions retenu les 100 premières ordonnances qui étaient arrivées en notre présence dans l'officine pour exécution et qui répondaient à nos critères d'inclusion. Aucun pas de sondage n'avait été utilisé.

VI. Technique de collecte

Les ordonnances répondant à nos critères d'inclusion avaient été scannées sur place grâce à un scanner et un ordinateur portable dont disposait l'enquêteur (l'étudiant).

Matériels utilisés : scanneur, ordinateur portable, dictionnaire VIDAL (version électronique), fiche d'enquête.

VII. Variables récoltées.

Les variables récoltées étaient :

- Celles d'identification de l'ordonnance scannée : lieu de collecte (officine) numéro de l'ordonnance, date de prescription et d'exécution

- Celles de la vérification de la présence sur l'ordonnance :

* de l'identité du patient : âge, poids, nom et prénom

*de l'identité et statut du prescripteur : nom et prénom, adresse, cachet ou signature médecin généraliste, spécialiste, dentiste, infirmier ,sage femme, ou autres

*de la dénomination des médicaments : présence forme, présence dosage, présence posologie

-Celles de la dispensation : présence d'un pharmacien, qualité de dispensation (explication de la posologie), qualification du dispensateur.

VIII. Méthode de Traitement :
Les données étaient saisies et analysées respectivement sur les logiciels Word 2007 et Epi Info version 2004.
Les résultats sont significatifs pour une probabilité $P < 0,05$.

IX. Considération éthique.
Nous avions demandé l'accord des patients ou préposés munis d'une ordonnance, et nous nous étions engagés à garder la confidentialité concernant leurs identités et tout autre élément de l'ordonnance.

X. Définition des concepts.
Recevabilité 1 : regroupe toutes les ordonnances comportant les mentions suivantes : la date de prescription, le nom et prénom du patient, le nom et prénom du médecin, le cachet et/ou signature, l'adresse du prescripteur, le dosage, la forme, la posologie, et la quantité du médicament prescrit.

Recevabilité 2 : regroupe les ordonnances comportant en plus des mentions de la recevabilité 1 : l'âge, le sexe, le poids du patient, la durée du traitement et la voie d'administration du médicament.

Autres spécialistes : chirurgiens, néphrologues, urologues, dermatologues, endocrinologues, traumatologues.

RESULTATS

Le nombre total des officines était de 20, et celui des ordonnances était de 2000.

I. VERIFICATION DE LA RECEVABILITE DES ORDONNANCES

Tableau 1 : fréquence sur les ordonnances des variables d'identification des patients.

Identification du patient	n(2000)	%
Nom prénom	1934	96,7
Age	151	7,6
Poids	107	5,4
Sexe	74	3,7

Ce tableau indique que 3,7% des ordonnances précisaient le sexe du patient tandis que 5,4% des ordonnances mentionnaient leurs poids.

Tableau 2 : Analyse croisée des variables d'identification du patient avec le statut des prescripteurs.

Identification du patient	Statut du prescripteur					
	médecins		paramédicaux		non identifié	
	n	%	n	%	n	%
Nom et prénom du patient	1040	97,6	215	98	679	95
Age	104	9,8	22	10	25	**3,5**
Poids	82	7,7	12	5,5	13	1,8
Sexe	46	**4,3**	8	**3,7**	20	**2,8**

Il y avait relation entre le statut du prescripteur et la mention des variables d'identifications du patient p< 0,0001

Les prescripteurs non identifiés mentionnaient moins l'âge, le poids, et le sexe des patients sur les ordonnances que les autres prescripteurs.

Tableau 3 : fréquence sur les ordonnances des variables d'identification des prescripteurs.

Identification du prescripteur	% (n=2000)
Nom et prénom	**58,1**
Adresse	85,3
Statut	64,2
Cachet et/ou signature	97,4
Date de prescription	93,7

Nous constatons sur ce tableau que 58,1% seulement des ordonnances comportaient les noms et prénoms de leurs auteurs.

Tableau 4 : Analyse croisée des variables d'identification des prescripteurs avec leurs statuts.

	Statut du prescripteur					
	médecin		para médicaux		non identifié	
	n	%	n	%	n	%
Nom et prénom	836	78,4	150	68,5	175	**24,5**
Adresse	1005	94,3	195	89	506	70,8
Cachet et/ou signature	1056	99,1	218	99,5	673	94,1
Date de prescription	1012	94,9	207	94,5	654	91,5

Il existait une relation entre le statut du prescripteur et la précisions des mentions d'identification du prescripteur $p<0,0001$.

Les médecins (78,4%) et les para médicaux (68,5%) précisaient leurs noms et prénoms plus que les prescripteurs de statut inconnu (24,5%).

Tableau 5 : répartition des ordonnances selon statut des prescripteurs

Statut du prescripteur	n	%(pourcentage)
Médecins Spécialistes	298	14,9
Médecins généralistes	768	**38,4**
Internes	62	3,1
Infirmiers (1er, 2eme cycle)	103	5,1
Sage femmes	54	**2,7**
Non identifié	715	35,8
Total	2000	100

Les ordonnances prescrites par un médecin généraliste représentaient 38,4% et celles dont le prescripteur n'était pas connu étaient 35,8%.

Tableau 6 : répartition selon la recevabilité des ordonnances.

Recevabilité	n(2000)	%
Recevabilité 1 (acceptable)	836	41,8
Recevabilité 2 (recevable)	26	1,3

41,8% des ordonnances étaient acceptables et 1,3% seulement étaient recevables.

Tableau 7: répartition des ordonnances selon la spécialité des prescripteurs.

Spécialité du médecin	n(298)	%(pourcentage)
Dentiste	10	3,4
Gynéco-obstétrique	61	**20,5**
Gastro-entérologie	7	2,3
Cardiologie	36	12,1
Ophtalmologie	30	10,1
Neurologue	13	4,4
Pédiatrie	44	14,8
Psychiatrie	20	6,7
ORL	5	**1,7**
Autres spécialistes	72	**24,2**

Les ordonnances prescrites par les gynéco-obstétriciens venaient en deuxième position avec 20,5% après le regroupement de quelques ordonnances de spécialistes (autres), tandis que celles des spécialistes en ORL avaient le plus faible pourcentage avec 1,7.

NB : les autres spécialistes étaient : les chirurgiens, néphrologues, urologues, dermatologues, endocrinologues, traumatologues.

II. II- VERIFICATION TECHNIQUE DES ORDONNANCES

Tableau 8: fréquences des variables de la vérification technique.

Vérification technique	% (n=2000)
Forme galénique	99,5
Quantité	94,1
Dosage	**88,3**
Posologie	96,3
Durée de traitement	**5,9**
Voie d'administration	99,2

Selon le tableau 8, la durée du traitement n'était mentionnée que sur 5,9% des ordonnances. Le dosage des produits prescrits était défini dans 88,3% des cas.

Tableau 9: Analyse croisée des variables de la vérification technique avec le statut des prescripteurs

	Statut du prescripteur					
	médecin		para médicaux		non identifié	
	n	%	n	%	n	%
Forme galénique	1060	99,4	218	99,5	711	99,4
Quantité	1015	95,2	210	95,9	656	91,7
Dosage	979	91,8	184	84,0	603	84,3
Posologie	1036	97,2	208	95,0	682	95,4
Durée de trait	79	7,4	9	4,1	29	4,1
Voie d'adm	1060	99,4	216	98,6	708	99,0

Avec une P > 0,05, (P= 0,356) on ne pouvait pas affirmer qu'il y avait une relation entre le statut du prescripteur et les variables de la vérification technique.

Les médecins ne mentionnaient la durée du traitement que dans 7,4% des cas, les non médecins et les inconnus l'avaient mentionné sur 4,1% des ordonnances. Les médecins, les paramédicaux et les prescripteurs non identifiés avaient respectivement précisé le dosage des produits dans 91,8% ,84%, 84,3% des cas.

III. ANALYSE PHARMACOLOGIQUE DES ORDONNANCES DE L'ETUDE.

1. Statut des dispensateurs

Tableau 10 : Répartition des ordonnances selon le statut du dispensateur.

Statut du dispensateur	n(2000)	%(pourcentage)
Pharmacien	614	30,7
Etudiant>5 année	113	5,7
Technicien de santé	518	25,9
Autres employés	755	37,8

37,8% des ordonnances ont été dispensées par des employés n'ayant reçu aucune formation particulière en santé, les pharmaciens diplômés ont dispensé 30,7% des cas. .

Tableau 11 : Répartition des ordonnances selon le statut du dispensateur par commune.

Statut du prescripteur	Commune V		commune VI	
	n(700)	%	n(1300)	%
Pharmacien	78	11,1	536	41,2
Etudiant>5 année	58	8,3	55	4,2
Technicien de santé	140	20	378	29,1
Autres employés	424	60,6	331	25,5

Il apparaissait clairement que la commune VI avait plus de personnel qualifié pour la dispensation que la commune V avec P<0,0001.

La commune VI avait plus de pharmaciens dispensateurs avec 41,2% que la commune V avec seulement 11,1%. En commune V 60,6% étaient des employés n'ayant aucune formation particulière en santé contre 25,5% en commune VI. Les techniciens de santé étaient plus nombreux en commune VI (29,1%) contre 20% en commune V.

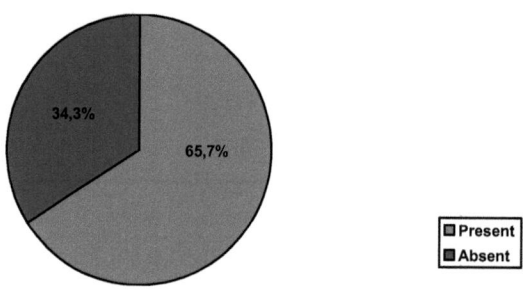

Figure 1 :

Répartition de la dispensation des ordonnances selon la présence dans l'officine d'un pharmacien ou étudiant ayant validé la 5eme année.

65,7% des ordonnances étaient dispensées en présence dans l'officine de pharmacie d'un pharmacien ou un étudiant ayant validé la 5eme année.

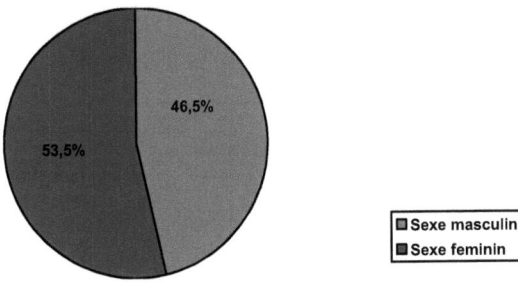

Figure 2 :

Répartition des ordonnances selon la présence d'un pharmacien ou étudiants $>5^{eme}$ année présents le selon sexe du pharmacien titulaire.

Dans les pharmacies appartenant aux femmes pharmaciens la présence des pharmaciens ou étudiant ayant valide la 5eme année était supérieure a celle appartenant à leurs homologues de sexe opposé.

Tableau 12 : répartition des ordonnances ayant bénéficié d'une explication de la posologie.

	Ordonnance ayant bénéficié d'une explication de la posologie	
	n	%
commune V	535	76,4
commune VI	897	69,0
commune (V et VI)	1432	71,6

76,4% des ordonnances de la commune V avaient bénéficie d'une explication de la posologie contre 69% en commune VI.

2. Données analytiques des ordonnances étudiées.

Tableau 13 : répartition des ordonnances selon la dose usuelle.

Dose	n(2000)	%
Curative	1945	97,2
supra curative	25	1,3
infra curative	30	1,5

Nous n'avions trouvé que 1,3% d'ordonnances comportant une dose supra curative et 1,5% une dose infra curative.

Tableau 14 : répartition des ordonnances selon les doses prescrites et le statut prescripteur.

Statut du prescripteur	Dose Curative		Dose supra curative		Dose infra curative	
	n	%	n	%	n	%
Médecin	1040	97,6	13	1,2	13	1,2
Non médecin	212	96,8	2	0,9	5	2,3
Non identifié	693	96,9	10	1,4	12	1,7

Les doses infra curatives étaient majoritairement l'œuvre des non médecins, alors que les doses supra curatives étaient plus présentes avec les prescripteurs non identifiés.

Tableau 15 : répartition des ordonnances ayant une contre indication physiopathologique.

Contre indication	Ordonnance ayant une contre indication	
	n	%
commune V	2	0,3
commune VI	10	0,8
commune (V et VI)	12	0,6

Les ordonnances présentant au moins une contre indication étaient au nombre de 12 soit un pourcentage de 0,6%.

Tableau 16 : répartition des ordonnances selon le type de contre indication.

Type de contre indication	Ordonnance ayant une contre indication	
	n(12)	%
Relative	11	91,7
Absolue	1	8,3

Sur les 12 contre indications décelées il n'y avait qu'une seule qui était de type absolue le reste était des contre indications relatives.

Les contre indications décelées étaient relatives à l'âge du patient. Il s'agissait essentiellement de prescriptions :

- de terpine et d'huile essentielles d'eucalyptus en sirop contenant 0,06g d'alcool par 5ml chez le nourrisson.

- de gluconate de magnésium et de glycérophosphate de calcium en ampoule buvable contenant 72mg d'alcool éthylique par ampoule chez le nourrisson.

- d'amphotéricine B en suspension buvable ayant un titre alcoolique de 0, 5% v/v chez le nourrisson et l'enfant de moins de 10 ans.

Une seule contre indication absolue a été rencontrée. Elle concernait la prescription d'une solution buvable à base d'extrait d'Artichaut ayant un titre alcoolique de 3,23° v/v chez le nouveau née.

Tableau 17 : répartition des ordonnances selon la présence d'interactions médicamenteuses par commune.

Lieu de dispensation	Présence d'IAM	
	n	%
commune V	52	7,4
commune VI	80	6,2

7,4% des ordonnances de la commune V comportaient des IAM tandis que 6,2% des ordonnances en présentaient en commune VI.

Tableau 18 : répartition des ordonnances comportant des IAM selon le statut du prescripteur.

Statut du prescripteur	Présence d'IAM	
	n	%
Médecin	83	**7,8**
Non médecin	11	5,0
Prescripteur inconnu	38	5,8

Les médecins étaient les auteurs de la majorité des ordonnances comportant des interactions médicamenteuses.

Tableau 19 : répartition des ordonnances selon le niveau de gravité de l'IAM.

Niveau IAM	Ordonnance ayant une IAM	
	n(132)	%
A prendre en compte	25	18,9
Précaution d'emploi	83	62,9
Association déconseillée	24	18,2

Selon le niveau de gravité des interactions médicamenteuses, celles nécessitant une simple précaution d'emploi étaient de 62,9% et les associations médicamenteuses déconseillées étaient 18,2%. Nous n'avions trouvé aucune interaction médicamenteuse de type contre indiqué.

Les interactions médicamenteuses étaient essentiellement :

Des interactions de niveau à « prendre en compte » résultant des associations suivantes :

- Deux médicaments antihistaminiques sédatifs (chlorphenamine) susceptibles de majorer la dépression centrale et l'altération de la vigilance.

- Betamethasone et diclofenac ou betamethasone et ibuprofène augmentant le risque d'ulcération et d'hémorragie gastro-intestinal.

- Captopril et spironolactone pouvant induire une hyperkaliémie, potentiellement létale.

- Dextropropoxyphène et de methyldopa : majorant de la dépression centrale et l'altération de la vigilance.

Des interactions de niveau « Précaution d'emploi » concernant les associations suivantes :

- Captopril, hydrochlorothiazide et digoxine, qui peut provoquer une hypokaliémie favorisant les effets toxiques des digoxine.

- Pyriméthamine et trimethoprime, deux antifolinique pouvant induire anémie mégaloblastique par déficit en acide folique.

- Captopril et furosémide, exposant à un risque d'hypotension artérielle brutale et/ou à une insuffisance rénale aigue.

- Furosémide et d'ibuprofène, susceptible de provoquer une insuffisance rénale aigue par diminution de la filtration glomérulaire, et la réduction de l'effet antihypertenseur.

- topiques gastro-intestinaux, antiacides et charbon (hydroxyde d'aluminium et de magnésium, charbon activé, attapulgite de Mormoiron activée) et certains médicaments pouvant diminuer l'absorption digestive de ceux-ci.

Les interactions de niveau « associations déconseillées » concernait les **associations suivantes :**

-Chlorpromazine et d'halopéridol, ou levopromazine et halopéridol, ou encore fluphenazine injectable et halopéridol, majorant le risque de troubles du rythme ventriculaire, notamment de torsades de pointes.

3. Les classes pharmaco thérapeutiques.

Tableau 20 : fréquence de prescription des différentes classes pharmaco thérapeutiques

Classe pharmacologique	n(3629)	%(pourcentage)
Antibiotiques	983	**27,1**
Antalgiques	502	13,8
Antipaludiques	436	12,0
AINS	380	10,5
Vitamines	240	6,6
Antifungiques	206	5,7
Antiparasitaires	174	4,8
Antihistaminiques	166	4,6
Antitussifs	151	4,1
Corticoïdes	118	3,2
Antihypertenseurs	108	3,0
Antispasmodiques	87	2,4
Hormones	53	1,5
Psychotropes	25	**0,7**

Les classes pharmaco thérapeutiques les plus prescrites étaient respectivement les antibiotiques (27,1%), les antalgiques (13,8%), les antipaludiques (12%), les AINS (10,5%).

Tableau 21 : fréquence de prescription des spécialités et des DCI

médicament	n	%
Spécialité	3920	68,6
DCI	1798	31,4

Seulement 31,4% des médicaments prescrits étaient des DCI contre 68,6% de spécialités.

COMMENTAIRES ET DISCUSSION

I. Méthodologie.

1. Choix du lieu d'étude.

La proximité de notre résidence à la rive droite et la modestie de nos moyens sont les motifs du choix de la rive droite du district de Bamako.

2. Taille de l'échantillon.

Les officines de pharmacie ont été choisies par tirage aléatoire grâce au logiciel Microsoft Excel. Au départ nous avions choisi 30 officines de pharmacie et il était prévu de récolter 100 ordonnances par officine de pharmacie ce qui nous aurait donné 3000 ordonnances comme échantillon. Cependant à cause de la rareté des ordonnances dans les officines au début du travail à savoir les mois d'avril, mai, nous avons constaté une augmentation de la durée de l'étude. Ce qui avait pour conséquence une augmentation du coût de l'étude au dessus de nos moyens. Nous avons donc décidé de ramener le nombre d'officine à 20 donc un échantillon de 2000 ordonnances.

L'absence de pas sondage constitue un biais de recrutement de cette étude.

3. Problèmes rencontrés.

Le problème rencontré au niveau des pharmaciens était une réticence à la présence d'une personne étrangère dans leur officine. En ce qui concerne les clients ; c'était beaucoup plus une question de temps à perdre pour que l'ordonnance soit scannée. La confidentialité n'a pas fait l'objet de problème pour les pharmaciens et leurs clients.

II. Conformité des ordonnances à la réglementation.

1. Variables relatives aux patients.

Au Mali une ordonnance doit être conforme à une réglementation définie par les autorités sanitaires. La mention du poids ou de l'âge du patient, de l'adresse et de l'identité du prescripteur, ont une importance capitale dans l'analyse de la recevabilité, et de la validation des ordonnances. L'étude nous a révélé que seulement sur 7,6% et 5,4% des ordonnances sont mentionnés respectivement l'âge et le poids des patients. Le croisement de ces variables avec le statut des prescripteurs montre que ce sont les prescripteurs non identifiés qui sont en général auteurs de ces ordonnances. Les paramédicaux précisaient l'âge dans 10% des cas alors que les prescripteurs non identifiés avaient un pourcentage de 3,5. Nos résultats sont proches de ceux de KONATE qui étaient 5,3% pour la mention de l'âge et 3,2% pour le poids [8].

La mention de ces variables sur les ordonnances est un facteur de sécurisation de la dispensation. La non conformité de la forme de l'ordonnance à la réglementation rend difficile l'accomplissement de certains actes officinaux notamment le remplissage de l'ordonnancier, la prise de contact éventuelle avec le prescripteur en cas d'anomalie et l'analyse pharmacologique proprement dite. En application stricte de la réglementation ces ordonnances ne seront recevables et cela peut être source de tension entre prescripteur et dispensateur. Il est souhaitable d'identifier les causes de ces insuffisances pour apporter les mesures correctrices nécessaires.

2. Variables liées aux prescripteurs.
Pour les données relatives à l'identification du prescripteur 85,3% de nos ordonnances précisaient l'adresse de leurs auteurs.

La majeure partie de nos prescripteurs était des médecins généralistes avec 38,4%, les infirmiers étaient représentés à hauteur de 5,2%. Ces résultats sont loin de ceux de DEMBELE [7] qui avait obtenu 94,67% pour les médecins et 1,67% pour les infirmiers. Ces différences pourraient être expliquées par le lieu d'étude de DEMBELE qui était proche des centres spécialisés de prescription. Peter M avait trouvé dans son étude au Burkina 27% d'ordonnances certifiées médecin. [13]. Dans notre échantillon 35,8% de nos ordonnances avaient des prescripteurs non identifiés, chiffre alarmant quand on sait qu'une ordonnance sans identification prescripteur n'est pas recevable. Peter avait décelé que presque 50% de ses ordonnances était sans qualification du prescripteur [13].

Nous pensons que ce problème pourrait être du à une formation initiale insuffisante ou au manque de formation continue des prescripteurs, ou encore au fait que toute catégorie de personnel sanitaire prescrit, et leur ignorance sur l'importance de ces données lors de la dispensation. L'instauration d'ordonnancier personnalisé par prescripteur agrée surtout dans les formations sanitaires publiques peut être un début de solution. En outre la liste des prescripteurs devra être définie par structure et publiée aux différents acteurs. Ce qui nécessite l'implication des autorités ordinales et la régulation de l'exercice de la profession.

III. III-Vérification technique.
1. Variables de la vérification technique.

La mention sur l'ordonnance des variables nécessaires à la vérification technique conditionne la qualité de la dispensation. Le dosage du médicament prescrit était précisé dans 88,3% des cas. 5,9% des ordonnances étaient sans durée de traitement. Cette manière de prescrire rend considérablement difficile l'acte de dispensation. L'analyse croisée montre que ce sont les paramédicaux et les prescripteurs non identifiés qui précisent moins la durée du traitement avec 4,1%. Elle peut relever d'une négligence ou d'une méconnaissance de la part de ces prescripteurs. KONATE dans son étude avait trouvé que 62,7% d'ordonnances précisaient le dosage [8]. Ce chiffre est inferieur au notre.

IV. Analyse pharmacologique des ordonnances.
1. Statut des dispensateurs et présence d'un pharmacien dans l'officine.

L'officine de pharmacie est un établissement qui ne peut être tenu que par un pharmacien ; sa présence, ou celle d'un remplaçant est obligatoire. La dispensation, un acte majeur dans l'exercice officinal joue un rôle capital dans l'optimisation du traitement d'un malade. Elle doit donc être faite avec attention et rigueur.

Dans les officines de pharmacie fréquentées 30,7% de nos ordonnances étaient dispensées par des pharmaciens, 5,7% par des étudiants ayant validé la 5^{eime} année et 25,9% par des techniciens de santé. A ce niveau notre surprise est la quantité de vente faite par des agents n'ayant suivi aucune formation particulière en santé qui est de 37,8. La commune V a un taux élevé de dispensateur non professionnel de la santé avec 60,6% ; alors que la commune VI n'en a que 25,5%. Pour les pharmaciens, la commune V a la plus faible représentativité avec seulement 11,1% contre 41,2% en commune VI. Cependant la réglementation exige la présence effective d'un pharmacien tant que l'officine est ouverte au public.

En 2005 SIDIBE a trouvé que les pharmaciens dispensateurs étaient de 29,9%, et 4,8% pour les étudiants ayant validé la 5eme année. 22,3% a été obtenu par SANGARE [18], ces résultats sont comparables aux nôtres. Dans une étude faite en Cote d'Ivoire par TRAORE sur 70 vendeurs seulement 5 avaient reçu une formation à l'école, et sur 72 pharmaciens interrogés un tiers passerait moins d'une heure par jour au comptoir de sa pharmacie. [20]

Nous avons trouvé à la fin de notre travail que 28,4% de nos ordonnances ont été dispensées sans explication de la posologie. Ce phénomène pourrait se justifier par un afflux de patients dans l'officine débordant souvent le personnel qui ne se prête plus à une explication de la posologie. Il convient donc de sensibiliser les patients de faire preuve de plus de patience afin de recevoir des informations utiles au bon usage des médicaments. Aussi il faut rappeler aux dispensateurs que les conseils associés à la délivrance sont le gage d'une bonne observance thérapeutique.

L'officine de pharmacie étant l'établissement pharmaceutique le plus rencontré, elle représente la vitrine de la profession. Sa bonne tenue par un pharmacien permet de valoriser et de rehausser l'image du pharmacien. L'exercice personnalisé est un aspect de la responsabilité du pharmacien au regard des actes qu'il pose. L'ordre et les services de contrôle doivent y veiller davantage.

Selon l'étude de SIDIBE 43,3% des ordonnances étaient délivrées sans explication de la posologie [19].

V. Eléments d'analyse pharmacologique.

1. Les doses prescrites.

Le médicament bien qu'il soit très bénéfique pour une personne, peut s'avérer toxique ou inefficace lorsqu'il n'est pas utilisé de façon rationnelle. Sur nos 2000 ordonnances 25 avaient des doses supra curatives (1,3%) et 30 des doses infra curatives (1,5%). Bien que ces chiffres paraissent faibles ils sont édifiants sur les lacunes que comportent les ordonnances médicales. Elles pourraient être dues à l'état physiopathologique des patients dont nous ne disposons pas ; ou tout simplement à une méconnaissance des posologies.

2. Les contre indications rencontrées.

La recherche de contre indication sur une ordonnance est un maillon essentiel dans le processus de dispensation. Au cours de la récolte des données aucune contre indication n'a été signalée au moment de la dispensation, cependant après analyse des 2000 prescriptions nous avons trouvé 12 contre-indications (0,6%) dont 97,7% étaient des contre-indications relatives et 8,3% des contre indications absolues. Les contre indications ainsi décelées étaient liées à l'âge des patients. La non révélation des contre-indications est une faiblesse de la dispensation ce qui expose les patients à des risques iatrogéniques. Il est impérieux de sensibiliser et former les dispensateurs pour qu'ils assument pleinement leurs devoirs professionnels.

3. Recherche d'interaction médicamenteuse au VIDAL.

L'administration de deux ou de plusieurs médicaments a pour objet parfois d'engendrer des effets bénéfiques mais quelquefois ces effets sont inattendus et fâcheux ; on parle alors d'interaction médicamenteuse. Ces interactions sont représentées dans notre étude à hauteur de 6,6%, dont la majorité pouvait être évitée par de simple précaution d'emploi (62,9%). Les associations médicamenteuses déconseillées avaient un pourcentage de 18,2 et les interactions de niveau « à prendre en compte » représentaient 18,9%. Aucune interaction de niveau contre indiqué n'a été trouvée.

Les interactions de niveau « précaution d'emploi » sont le plus souvent bien connues des médecins et leur présence sur les ordonnances pourrait s'expliquer par le fait que les médecins pensent qu'elles sont toujours résolues au moment de la dispensation ; ceux de niveau « association déconseillée » sont surement dues à une nécessité impérieuse d'associer ces médicaments pour le bien être des patients. Il est à remarquer que les contre indications relatives, les interactions médicamenteuses déconseillées constituent un problème à part. Même si elles sont souvent permises, leur prescription doit être accompagnée d'un suivi minutieux du patient, pratique très rare chez nous.

En somme sur 2000 ordonnances 199 anomalies ont été décelées dont 66,3% pour les interactions médicamenteuses, 12,5% pour les doses supra curatives et 15,0% pour les doses infra curatives. Nous nous sommes rapprochés des résultats de KONATE [8] qui avait trouvé 77,4% d'interactions médicamenteuses et 16,1% de dose infra curative.

Le nombre moyen de médicament par ordonnance était 2,85. Le risque d'interaction médicamenteuse augmente avec le nombre de produits prescrits simultanément, ou avec des prescriptions provenant de différents prescripteurs qui s'ignorent, ou par l'auto médication en dépit de l'ordonnance.

VI. Fréquence de prescription des médicaments.
1. Fréquence de prescription par classe.

La classe pharmacologique la plus prescrite était celle des antibiotiques avec 27,1%, suivis des antalgiques avec 13,8% et des antipaludiques 12,0%. La première position des antibiotiques pourrait être due à une prévalence plus élevée des pathologies infectieuses dont la survenue est favorisée par une hygiène défectueuse. Un recours massif aux antipaludiques peut s'expliquer par le caractère endémique du paludisme dont l'incidence augmente au cours de l'hivernage et qui représente plus du tiers des motifs de consultation dans notre pays. Il est nécessaire de rationnaliser l'usage de ces agents antimicrobiens et antiparasitaires pour limiter la survenue de résistance.

2. Fréquence de prescription des spécialités et des DCI.

Le coût d'une ordonnance moyenne au Mali est 1099,65 FCFA [18] dépassant le pouvoir d'achat de la plus part de la population qui vivent sous le seuil de la pauvreté. Les spécialités occupent une part importante dans ce coût moyen des ordonnances à cause de leur prix élevé. Dans notre étude ces spécialités représentent 68,6% des produits prescrits et les DCI 31,4%. Cette grande demande des spécialités par des médecins semble être due à une réticence des prescripteurs face aux génériques qu'ils qualifient le plus souvent d'inefficaces, et aussi à un manque d'information sur ce type médicament face à des firmes qui envahissent le marché avec un système d'information très développé. « Plus le médicament est cher plus, il est efficace » est une croyance répandue dans la population, et constitue un facteur ralentissant la prescription des génériques. L'absence d'un système d'évaluation des prescriptions et d'une politique nationale qui dicte la primauté des génériques dans les prescriptions constituent un obstacle à progression de la prescription des génériques.

SANGARE a trouvé dans son étude réalisée dans les deux CHU de Bamako que 63,12% des médicaments prescrits étaient de génériques , un tel écart s'expliquerait par les lieux d'étude qui sont les CHU dont les pharmacies ne disposent que de médicaments en génériques, par ailleurs MAIGA a montré que la prescription de médicament en DCI figurant sur la liste nationale des médicament essentiels était de 29,9% en 2004 [11].

La maitrise des dépenses de santé doit s'inscrire au 1er rang des objectifs de tout agent de santé au regard de la conjoncture qui frappe nos populations depuis quelques décennies et de la crise financière qui s'internationalise en compromettant les équilibres économiques dans le monde entier.

CONCLUSION

Au terme de notre étude sur les prescriptions médicamenteuses nous pouvons conclure que :
- 3,7% des ordonnances précisaient le sexe du patient et 5,4% des ordonnances mentionnaient leurs poids.
- 96,7% des ordonnances précisaient le nom et le prénom des patients.
- Les ordonnances qui comportaient l'adresse de leurs auteurs étaient 85,3%.
- 97,4% des ordonnances avaient un cachet et/ou signature du prescripteur.
- Les médecins généralistes étaient les plus nombreux parmi les prescripteurs avec 38,4%.
- 20,5% des prescriptions émanaient des gynéco-obstétriciens alors que les spécialistes en ORL ont le plus faible pourcentage avec 1,7%.
- Le dosage du médicament prescrit était précisé dans 88,3%.
- La posologie était précisée dans 96,3%.
- La durée du traitement n'était mentionnée que sur 5,9% des ordonnances.
- 37,8% des ordonnances étaient dispensées par des employés n'ayant aucune formation initiale particulière en santé.
- Les pharmaciens diplômés avaient dispensé 30,7% des ordonnances.
- La commune VI avait plus de pharmaciens dispensateurs avec 41,2% que la commune V avec seulement 11,1%.
- 65,7% des ordonnances étaient dispensées en présence dans l'officine d'un pharmacien ou d'un étudiant ayant validé la 5eme année.
- 76,4% des ordonnances de la commune V avaient bénéficié d'une explication de la posologie contre 69% en commune VI.
- Nous avions trouvé que 1,3% des ordonnances comportaient une dose supra curative et 1,5% de dose infra curative
- Les doses infra curatives étaient majoritairement l'œuvre des non médecins avec 2,4%, alors que les doses supra curatives étaient plus présentes avec les prescripteurs non identifiés 1,2%.

- Sur les 2000 ordonnances analysées 12 contre-indications étaient décelées.
- 7,4% des ordonnances de la commune V comportaient des IAM tandis que 6,2% des ordonnances en présentaient en commune VI.
- Les interactions médicamenteuses, nécessitant une simple précaution d'emploi étaient de 62,9%. Les associations médicamenteuses déconseillées étaient 18,2%.
- Les antibiotiques, les antalgiques, les antipaludiques, étaient les classes pharmacologiques les plus prescrites.
- Les spécialités représentaient 68,6% des produits prescrits et seulement 31,4% pour les DCI.

Notre étude a révélé de nombreuses défaillances aussi bien au niveau de la prescription des médicaments qu'au niveau de la dispensation dans les officines. Nous pensons que les recommandations formulées a l'issus de ce travail nous aiderons à améliorer notre système de santé.

RECOMMANDATIONS

Au terme de notre étude nous pouvons formuler les recommandations suivantes :

- **Au ministère de la santé :**
  - Instaurer un ordonnancier personnalisé par prescripteur agréé.
  - Créer un cycle de formation des préparateurs et des dispensateurs en pharmacie.
  - Instaurer la formation continue sur l'utilisation rationnelle du médicament.
  - Créer les conditions favorables à une prescription plus large des DCI.

- **A l'inspection de la sante :**
  - Instaurer un système périodique de supervision et de contrôle des prescripteurs et des dispensateurs dans les secteurs public et privé.

- **A l'ordre national des médecins :**
  - Veiller à la bonne application des textes régissant la prescription médicamenteuse.
  - Veiller au respect du droit de prescription dans les formations sanitaires.
  - Etablir et publier une liste des prescripteurs agréés par structure.

- **A L'ordre national des pharmaciens :**
  - Veiller a la présence effective d'un pharmacien dans les officines pendant les heures de travail.
  - Instaurer un système de formation continue des pharmaciens et leurs personnels.

REFERENCES

1-BANOU A C. Pharmaciens d'officine et délivrance des médicaments aux femmes en état de grossesse dans le district de Bamako. Thèse, Pharm, Bamako, 2004 ; 42.

2-B KONE, R S P ZOUNGRANA, M LOMPO, I P GUISSOU.
Problématique des prescriptions médicamenteuses chez la femme enceinte à Kadiogo Médecine d'Afrique Noire.1996 ; 43(5) : 249-295.

3-CONSEIL NATIONAL DE L'ORDRE DES PHARMACIENS DU MALI.
Recueil des textes législatifs et réglementaires régissant l'exercice de la pharmacie au Mali. Bamako : 2006.

4-COULIBALY Y. Formulaire de Législation : Le code de Déontologie pharmaceutique.
Bamako : FMPOS, 2007-2008.

5- DANGOUMAU J. PHARMACOLOGIE GENERALE Bordeaux : Université Victor Segalen Bordeaux ; 2006 ; 558.

6-Décret n° 95-448 / P-RM. Autorisant la substitution des médicaments essentiels aux spécialités pharmaceutiques, Bamako: 1995

7-DEMBELE O. analyse de la prescription et de la dispensation des corticoïdes à Bamako. Thèse, Pharm, Bamako, 2008 ; 49.

8- Djelika K. étude de la complémentarité des activités de prescription et de dispensation. Thèse, Pharm, Bamako, 2007 ; 30.

9- Lechat Ph.
Pharmacologie - Service de pharmacologie clinique

Paris : faculté de médecine Pierre et Marie curie université Paris-V ; 2006 – 2007 ; 349.

10-LEMOZIT J P, VABRE F, LAPEYRE, MESTRE M, DAMASE-MICHEL C, MONTASTRUC J L. Pourriez-vous me donner ce médicament sans ordonnance ? Thérapie ; 1995, 50 :464-466.

11- MAIGA D. Pour une meilleure utilisation des médicaments essentiels générique en DCI dans le sous secteur privé pharmaceutique du mali. Louvain, 2004 ; 22.

12-M Moulin, A Coquerel. Pharmacologie : Connaissances et pratiques 2ème édition.
Paris: MASSON ; 2002, 570 p.

13- Peter M. Etude de la prescription médicamenteuse à Ouagadougou Burkina Faso – Analyse de 582 ordonnances recueillies dans les officines et dépôts pharmaceutiques. Thèse, Méd, Marseille, 1999 ; 23.

14- PUISIEUX F. Activités et responsabilités du pharmacien dans ses secteurs professionnels habituels. Enquête, 1999-2000.

15- Ministère de la sante, des personnes Agées et de la Solidarité.
Formulaire thérapeutique national édition 1998, Bamako : DONNIYA ; 1998.

16-Pr Lejeunne C.
Iatrogénie, aléas thérapeutiques et informations des patients.pdf
Paris : HEGP ; Paris V ; 6.

17-SANGARE A. Pratique officinale dans le district de Bamako : Raison des dérives et propositions de mesures correctives. Thèse, Pharm, Bamako, 2005 ; 67.

18- SANGARE B. Etude de la prescription dans les différentes spécialités médicales et de la dispensation des médicaments dans les centres hospitaliers universitaire de Gabriel TOURE et du point G. Thèse, Pharm, Bamako; 17.

19- SIDIBE A. Pratique officinale dans le District de Bamako: rôle du pharmacien dans la santé publique. Thèse, Pharm, Bamako, 2005; 65.

20-Traoré S I. Automédication en Côte d'Ivoire. Thèse, Pharm, Abidjan, 1999 ; 11.

21- Exercice de la profession de pharmacie au mali [consulté le 7 avril 2009] URL http: www.sante-gov.ml

22 - Résultats provisoires du Recensement général de la population et de l'habitat 2009 Institut national de la statistique (Mali), [Consulte le 20-02-2011] http:www.instat.gov.ml

23 - Cellule de la planification et la statistique du ministère de la sante (CPS/MS), direction national de la sante(DNS), carte sanitaire du Mali 2007 Bamako : 2007

24 - Ordre des pharmaciens de Bamako. Liste des officines de Bamako 2010.

ANNEXES

ANNEXE : 1

FICHE D'ENQUETE

DATE :   NUMERO DE FICHE :

FORME REGLEMENTAIRE DE L'ORDONNANCE						
Patient		prescripteur		médicament		Statut prescripteur		
N	0 1	Nom	0 1	Forme	0 1	Spécialiste	spécialiste	0 1
Prénom	1							
Sexe	0 1	Adresse	0 1	Dosage	0 1	Généraliste	Gynéco obse	
Age	0 1	Cachet et/ou	0 1	Quantité	0 1	Dentiste	Gastro enter	
Poids	0 1	signature		Posologie	0 1	Interne	cardiologue	
DATE DE PRESCRIPTION			Voie d'adm	0 1	Infirmier	ophtalmolog		
Présence de la date	0 1	LISIBILITE DE L'ORDONNANCE			Sage fem	Neurologue		
Date					0 1	inconnu	Pédiatre	

DISPENSATION A L'OFFICINE						VERIFICATION TECHNIQUE		COUT DE L'ORDONNANCE
Qualité de la dispensation			Qualification du dispensateur					
Nécessite du conseil	0 1		Présence d'un pharmacien		0 1	Dénomination	0 1	
Conseil associe	0 1		Pharmacien		0 1	Forme	0 1	
Explication posologie	0 1		Etudiant > 5eme annee		0 1	Dosage	0 1	
Dispen partielle	0 1		Technicien de santé		0 1	Voie d'administration	0 1	
Dispen totale	0 1		Autres employés		0 1			
ANALYSE PHARMCOLOGIQUE								
Dose journalière AMM	1 2		CI détectable a partir de l'ordonnance			1 2	Interaction médicamenteuse	0 1
							Niveau de l'interaction	1 2 3 4

ANNEXE : 2

1. L'officine de pharmacie

L'officine est définie par l'article 21 de l'arrêté **N°91-4318/MSP-AS-PF/CAB** du 3 Octobre 1991.

2. Le code de Déontologie pharmaceutique

Il est annexé par la loi **N°86-36/AN-RM** du 12 Avril 1986 portant institution de l'ordre national des pharmaciens du MALI, le code définit l'ensemble de règles, de préceptes, de prescription et de devoirs régissant la profession de pharmacien.

3. L'Ordre national des pharmaciens du MALI

Il est institué par la loi **N°86-36/AN-RM** du 12 Avril regroupant tous les pharmaciens et dont les missions sont définies par la loi **N°86-36** du 12 Avril 1986.

4. La Substitution équimoléculaire des médicaments

Les pharmaciens d'officines sont autorisés à substituer à la spécialité prescrite, le médicament essentiel en Dénomination Commune Internationale correspondant. Cet article est statué par le décret
N° 95-448 /P-RM du 27 Décembre 1995.

5. Responsabilité pénale

Certaines fautes du pharmacien sont sanctionnées par le code pénal et par les dispositions de la loi **N°83-14/AN-RM** du 1re Septembre 1983.

ANNEXE : 3

FICHE SIGNALETIQUE

Nom et prénom : COULIBALY Michel

Titre de la thèse : Analyse des prescriptions et de la dispensation en milieu officinal dans les communes V et VI de BAMAKO.

Année universitaire : 2009/2010

Ville et pays de la soutenance : Bamako, République du Mali.

Lieu de dépôt : Bibliothèque de la faculté de médecine, de pharmacie et d'odontostomatologie (FMPOS), BP.1805 Bamako.

Secteur d'intérêt : Santé publique.

RESUME

Nos objectifs étaient, de vérifier la conformité des ordonnances à la réglementation, d'apprécier la qualité de la dispensation, d'analyser au Vidal (version électronique) les prescriptions et enfin d'établir la fréquence de prescription des familles thérapeutiques, des spécialités et DCI. C'était une étude transversale qui a concerné 20 pharmacies choisies aléatoirement et 2000 ordonnances en raisons 100 ordonnances par pharmacie,

Les résultats obtenus montraient que seulement 7,6% des ordonnances mentionnaient l'âge des patients et 5,4% pour le poids, 85,3% des ordonnances avaient l'adresse du prescripteur et sur 97,4% des ordonnances il y avait un cachet et/ou une signature, le nom et le prénom des patients étaient précisés dans 96,6% des cas. Les variables relatives a la vérification technique étaient en majorités précisés avec 99,5% pour la forme galénique, 88,3 pour le dosage 96,3% pour la posologie, mais la durée de traitement n'était précisée que dans 5,9% des cas. Les dispensations étaient faites dans la majorité des cas par des personnels n'ayant aucune formation particulière en santé (37,8%), les pharmaciens représentaient 30,7%. Les prescriptions avec des posologies élevées (1,3%) et faibles (1,5%) ont été observées, des contre indications et des interactions médicamenteuses étaient respectivement 0,6% et 6,6%.

A coté de toutes ces imperfections, un système santé efficace est possible au Mali. Nous pensons que si les ordres veillaient bien au respect des différents textes réglementant les professions et à la sensibilisation visant une conscientisation des professionnels et que si le ministère procédait à la mise en place d'un système de supervision des prescriptions, nous évoluerons vers un système de santé plus efficace que celles que nous connaissons aujourd'hui.

Mots clés : Analyse - prescriptions - dispensation- milieu officinal

ANNEXE 4: TRADUCTION EN ANGLAIS

APPENDIX 4: Description
Name and first name: COULIBALY Michel
Thesis title: was Analysis of medicinal prescriptions and the dispensation in officinal area in commune V and VI.
School year: 2009-2010
City and Country of presentation; Bamako, republic of Mali
Laying place: Library of the Faculty of Medicine and Pharmacy and Odonto Stomatology.
Interested Sector: Public Health

SAMMARY

The title of our research was Analysis of medicinal prescriptions and the dispensation on prescriptions in officinal area in commune V and VI Its objectives were to check prescription's conformity with the regulations, to appreciate dispensation quality, to analyse to VIDAL (electronic version) the prescriptions and finally to establish prescription frequency of therapeutic families, specialties and DCI. It was a transversal research which concerned 20 drugstores chosen at random and 2000 prescriptions at the rate of 100 prescriptions per drugstore.

The founded results indicate that only 7,6% of prescriptions mentioned the patient's age and 5,4% the weight 85,3% of prescriptions had prescriber's address and on 97,4% of prescriptions there was a seal and /or a signature, the patient's first and second names were precised only in 96,6% of cases. The relative variances to a technical checking were in majority précised with 99,5% for the galenic form, 88,3% for the dosage 96,3% for the posology , but the treatment duration was précised only in 5,9% of cases.

The dispensations were made in majority of cases by staff who don't have any health training (37,8%), physicians represent 30,7%. The prescriptions with high dosage (1,3%) and weak dosage (1,5%) have been noticed, contra-indication and medicinal interactions were respectively 0,6% and 6,6%.

Besides all these imperfections an effective health system is possible in Mali. We think that if responsibles watched well over the respect of different texts regulating the profession and sensibilization aiming at professionals consciousness and if the ministry initiates a system of prescriptions control we'll develop a heath system more effective than what we have today.

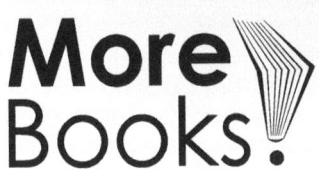

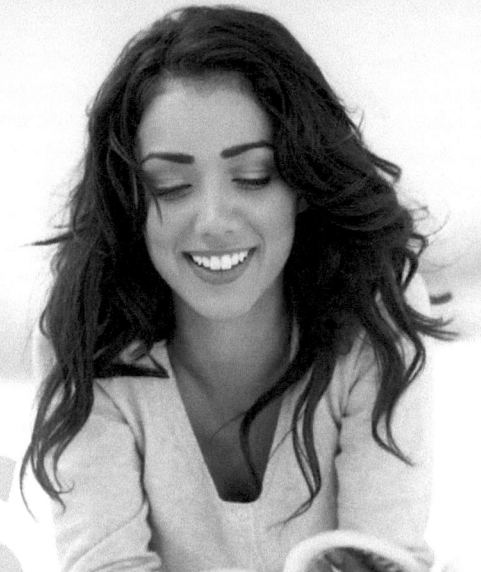

Oui, je veux morebooks!

i want morebooks!

Buy your books fast and straightforward online - at one of world's fastest growing online book stores! Environmentally sound due to Print-on-Demand technologies.

Buy your books online at
www.get-morebooks.com

Achetez vos livres en ligne, vite et bien, sur l'une des librairies en ligne les plus performantes au monde!
En protégeant nos ressources et notre environnement grâce à l'impression à la demande.

La librairie en ligne pour acheter plus vite
www.morebooks.fr

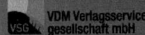

VDM Verlagsservicegesellschaft mbH
Heinrich-Böcking-Str. 6-8   Telefon: +49 681 3720 174   info@vdm-vsg.de
D - 66121 Saarbrücken   Telefax: +49 681 3720 1749 www.vdm-vsg.de

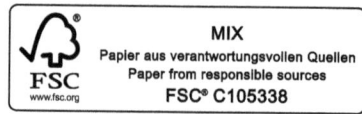

Printed by Books on Demand GmbH, Norderstedt / Germany